実習ポイントを捉えた

# 薬学生病院実務実習ノート

## 2018改訂版

公益社団法人　神奈川県病院薬剤師会 編

薬事日報社

# 序

　医療技術の高度化，少子高齢化そして AI 技術の進展など社会構造が変化するなか，医療・保健・福祉における社会的ニーズに貢献できる薬剤師の関わりが期待されています。

　病院薬剤師の業務は，病棟薬剤業務・薬剤管理指導・医薬品情報管理・医療安全・多職種連携・地域連携など多岐に渡り，役割とともに責任も大きくなっています。

　それに伴い，薬学生を取り巻く環境も大きく変化しました。6 年制の薬学教育では，社会に貢献できる薬剤師を育成するという観点から，医療現場における実務実習が義務化され，倫理・教養・課題発見力・問題解決能力・臨床実践力を身につけることが求められています。

　2013 年に改訂されたモデル・コアカリキュラムでは，実務実習がこれまでの「実務実習事前学習」「病院実習」「薬局実習」から「薬学臨床」に集約され，「何を教えたか」ではなく，「何ができるようになったか」という学習成果を基盤とした教育（outcome-based education）となりました。

　神奈川県病院薬剤師会では，実務実習の施設間格差を解消することを目的とし，2001 年に『薬学生病院実習実務指針』を作成，以後改訂を重ね，現在の『指導ポイントを捉えた薬学生病院実務実習指導書』『実習ポイントを捉えた薬学生病院実務学習ノート』として発行し好評を得ております。

　薬機法改正や診療報酬改定等，薬剤師を取り巻く環境は大きく変化しています。医療環境の変化に合わせて，この度内容をアップデートいたしました。本書は，「調剤」・「注射剤調剤」・「医薬品管理」・「医薬品情報管理」・「薬剤管理指導と病棟薬剤業務」・「治療薬物モニタリング（TDM）」・「多職種連携」・「がん化学療法」・「製剤」・「治験管理」の 10 章からなる改訂モデル・コアカリキュラムに準拠しており，またコラム「ちょっとブレイク Kaffeepause」では，医療現場における最新のトピックスを取り上げています。こちらも合わせて参考にしてください。

　現在，薬剤師の養成や資質向上に向けて，卒前の実務実習と卒後臨床研修の一貫した教育が必要であるとしてその検討がされています。卒後臨床研修制度が実現すると卒前・卒後教育を関連付けたプログラムとなり，このような観点からも実務実習の役割は重要となってくるものと思います。

　本書が次世代を担う薬学生の薬学教育の一助となり，指導薬剤師の皆様のお役に立てたら幸いに存じます。

2022 年 2 月吉日

公益社団法人神奈川県病院薬剤師会

会長　金田　光正

# 発刊にあたって

2006 年に薬学教育 6 年制がスタートし，11 週間の実務実習は 15 年目を迎えました。当会（神奈川県病院薬剤師会）は，2 週間，4 週間実習の頃より薬学生病院実習検討委員会を常任委員会とし，県内の実習受け入れ環境の整備に努めて参りました，今までに当会では『薬学生病院実習実務指針』，『薬学生病院実習指導テキスト』を作成して実習内容の充実と均一化を図ってきたところになります。

薬学教育 6 年制実現のために当会が全国に先駆けて実施した「グループ病院実習制度」のモデル事業において，両書を活用しグループ実習を試行したところ，実習における到達度は実習施設の機能・規模に依存せず，質の均てん化も，可能であることが認められました。2013 年には薬学教育モデル・コアカリキュラムが改訂され，2019 年度からは新カリキュラムで学んでいる学生の実習を受け入れが開始となっています。それに伴い『指導ポイントを捉えた 薬学生病院実務実習指導書 2018』および『実習ポイントを捉えた 薬学生病院実務実習ノート 2018』（2018 版）の発刊にあたっては，「改訂薬学教育モデル・コアカリキュラム」に準拠して再編集いたしました。発刊後も，医療はますます高度化・複雑化していく中では，病棟薬剤業務をはじめとする病院薬剤師業務，感染制御，栄養サポート，褥瘡対策，緩和ケア，がん化学療法，地域連携などチーム医療における薬剤師の役割も変化してきており，実務実習においても現在の病院薬剤師業務について実際の医療現場を通じて修得する必要があるため，今般 2018 版の内容を一部見直し，改訂版として発行することとしました。

本書の活用にあたっては，薬剤部門のシステムは施設によって異なるため，施設の実情に合わせて記載するようにしてください。さらに，本書の用語は原則として「日本薬局方」，「調剤指針」などを参考にし，参考資料も可能な限り掲載しています。また，医療現場で必要と思われるトピックについては「ちょっとブレイク・Kaffeepause」のコラム内容を更新させて頂きました。

両書がより多くの薬学生，実習指導にあたる病院薬剤師，大学教員にとって有用なものであり，大いに活用されることを期待するとともに，執筆を担当された諸氏，ならびに出版をお引き受けいただいた薬事日報社に感謝申し上げます。

2022 年 2 月吉日

公益社団法人神奈川県病院薬剤師会
薬学生病院実習検討委員会
委員長　渡邊　徹
副委員長　坂上　逸孝
副委員長　白井　裕二

# 神奈川県病院薬剤師会 薬学生病院実習検討委員会から

　神奈川県病院薬剤師会薬学生病院実習検討委員会は，病院実習の質の向上を目的として1998 年に設置された常置委員会です。これまで実習指導書の作成，グループ実習の有効性の検証，認定実務実習指導薬剤師の養成などの活動を行ってきました。

　指導書の作成に関しては，会員が手弁当で執筆・編集し，2000 年に初版を出版して会員施設，関東地区の大学などに配布しました。以後，改訂を重ね 2018 年には『実習ポイントを捉えた 薬学生病院実務実習ノート 2018』，『指導ポイントを捉えた 薬学生病院実務実習指導書 2018』が刊行され，改版を経て今日に至っています。

前版までの執筆担当者

（五十音順：執筆当時の所属を記載しています）

| 青木　靖夫 | 横須賀共済病院 |
| 厚田幸一郎 | 北里大学病院 |
| 稲村　勝志 | 関東労災病院 |
| 岩田　正則 | 横浜市立大学附属市民総合医療センター |
| 長田　悟 | 東海大学医学部付属病院 |
| 尾鳥　勝也 | 北里大学病院 |
| 財満　隆 | 聖マリアンナ医科大学病院 |
| 櫻井　学 | 昭和大学藤が丘病院 |
| 佐々木拓也 | 横浜市立大学附属市民総合医療センター |
| 清水　裕子 | 横浜赤十字病院 |
| 白井　裕二 | 神奈川県立汐見台病院 |
| 菅谷　幸絵 | 太田総合病院 |
| 高綱　薫 | 川崎市立川崎病院 |
| 伊達佳代子 | 藤沢市民病院 |
| 戸田　宏子 | 汐田総合病院 |
| 野村　茂 | 昭和大学藤が丘病院 |
| 平綿　洋子 | 東海大学医学部付属病院 |
| 藤井　亨一 | 藤沢市民病院 |
| 本多　伴絵 | 横浜市立大学附属市民総合医療センター |
| 宮坂　善之 | 昭和大学薬学部 |
| 村田実希郎 | 東名厚木病院 |
| 森田　雅之 | 神奈川県立汐見台病院 |
| 矢後　和夫 | 北里大学東病院/北里大学病院 |
| 横山美恵子 | 聖マリアンナ医科大学病院 |

# ■ 編者・執筆者一覧 ■

## 編　者

公益社団法人神奈川県病院薬剤師会

金田　光正　　社会福祉法人恩賜財団済生会支部神奈川県済生会神奈川県病院薬剤科部長

佐藤　透*　　社会福祉法人恩賜財団済生会支部神奈川県済生会横浜市南部病院薬剤部長

渡邊　徹　　昭和大学横浜市北部病院薬剤部長

小松　順子*　社会福祉法人恩賜財団済生会支部神奈川県済生会神奈川県病院薬剤科長


## 執筆者（五十音順）

荒井　里歌　　社会福祉法人恩賜財団済生会支部神奈川県済生会神奈川県病院薬剤科

岩城　康子*　医療法人三喜会鶴巻温泉病院薬剤科長

門田　佳子　　東京歯科大学市川総合病院薬剤部・臨床薬学科部長・教授

駒井　元彦　　藤沢市民病院薬局主査

小松　順子*　社会福祉法人恩賜財団済生会支部神奈川県済生会神奈川県病院薬剤科長

坂上　逸孝　　聖マリアンナ医科大学病院薬剤部副部長

栄　拓也　　公益財団法人横浜勤労者福祉協会汐田総合病院薬剤部係長

白井　裕二　　社会福祉法人恩賜財団済生会支部神奈川県済生会東神奈川リハビリテーション病院薬剤科長

新栃　義之　　医療法人三喜会鶴巻温泉病院薬剤科長

詫間　章俊　　昭和大学横浜市北部病院薬剤部・昭和大学薬学部講師

田辺　美穂　　東海大学医学部附属病院薬剤部薬剤科

奈良部修弘*　TMG あさか医療センター薬剤部係長

土師日香里　　川崎市立多摩病院薬剤部主任

橋本　真也*　公立大学法人横浜市立大学附属市民総合医療センター薬剤部長

毛利　順一　　北里大学病院薬剤部・北里大学薬学部講師

米澤　禎貴　　医療法人五星会菊名記念病院薬剤部係長

渡邊　徹　　昭和大学横浜市北部病院薬剤部長


*：2018 版の編者・執筆者（所属は 2018 版作成当時）。

# ■ 目　次 ■

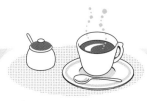

**ちょっとブレイク・Kaffeepause・ちょっとブレイク・Kaffeepause**

# ■ 本ノートの使用にあたって

　公益社団法人神奈川県病院薬剤師会 薬学生病院実習検討委員会では，薬学生の病院実務実習にあたり，病院の規模や機能あるいは地域によって習得できる実務に格差が生じないよう，『実習ポイントを捉えた薬学生病院実務実習ノート 2018 改訂版』（以下，ノート）を企画・制作しました。指導項目・ポイントには過不足があるかもしれませんが，規模や機能あるいは違う地域のどの病院で実務実習を行っても同じように実習記録が残せるように，最低限修得しておくべき薬剤師の業務内容になるよう配慮しました。

　薬学生の皆さんは，多くの実務を経験し，その記録をノートに残し理解を深めてください。

## 本ノートの利用方法

❶ 本ノートは，実習病院で学んだことを実際に書き込むことで，それぞれの業務に対する理解がいっそう深まるように工夫されています。よく聞き，よく見て，実際に経験した実務記録を，このノートに自らの手で記載することが，学習効果を上げるうえで何より大切です。

❷ 各章には，「学習のポイント」およびそのポイントを習得するために考えられた「実習ポイント」が示されています。その到達目標をしっかり見据えて，実習に臨んでください。

❸ 本ノートは，どの病院で実務実習を行っても同じように実際の薬剤師業務内容を習得できるよう配慮しています。改訂薬学教育モデル・コアカリキュラムに記載されていない項目についても掲載されていますが，実習病院における実際の薬剤師業務を学んでください。

❹ 実習は各病院のカリキュラムに沿って行いますので，実習項目は実習病院によって異なります。本ノートに実習項目として記載のない実習については，NOTE 欄などに記録することができます。

❺ 実習項目として掲載していない新しい情報や，臨床現場でしかわからないような知識は，「ちょっとブレイク・Kaffeepause」に掲載しています。実習の合間に，読みものとして楽しみながら役立つ知識を身につけることができます。

❻ 実務記録を記載した本ノートは，将来薬剤師となり，社会で活躍する際に，薬剤師業務の参考書として使用することができます。

2022 年 2 月 吉日

公益社団法人神奈川県病院薬剤師会

薬学生病院実習検討委員会

NOTE

# 序　章

# 病院実習を始めるにあたって

## ● 学習のポイント ●

　病院実習は，大学で学んだことを基に，薬剤師として必要な知識，技能，態度を身につけ，実際の臨床現場で実務を習得する貴重な機会である。実習を始めるにあたっては薬剤師の果たすべき役割，職能，薬剤師法などの関係法規，薬剤師行動規範などを再確認しなければならない。また，チーム医療の一員として，医師，看護師をはじめとする他職種の役割を理解，尊重し実習にあたる必要がある。

## 💡 実習ポイント

### 1 病院の機能と診療システムを理解する

- 実習病院の機能，地域における役割を知る。
- 実習病院の各組織の役割と診療システムを理解する。
- 実習病院における診療の流れを理解する。

### 2 薬剤師の職能を理解する

- 薬剤師法
- 薬剤師綱領（日本薬剤師会）
- 世界医師会（WMA）と国際薬学連合（FIP）による「医師と薬剤師の職業上の関係に関する声明」（1998 年）

### 3 薬剤師の倫理について考え，行動する

- 薬剤師行動規範（日本薬剤師会）
- 守秘義務および個人情報保護

WMA：World Medical Association
FIP：International Pharmaceutical Federation

## 🍗 実務の習得

### 1 病院の機能と診療システムを理解する

● 実習病院の機能，地域における役割を知る。
● 実習病院の各組織の役割と診療システムを理解する。
● 実習病院における診療の流れを理解する。

### 2 薬剤師の職能を理解する

◆薬剤師法

> 第1条「薬剤師は，調剤，医薬品の供給その他薬事衛生をつかさどることによって，公衆衛生の向上及び増進に寄与し，もって国民の健康な生活を確保するものとする。」

◆薬剤師綱領（日本薬剤師会）

> 一．薬剤師は国から付託された資格に基づき，医薬品の製造，調剤，供給において，その固有の任務を遂行することにより，医療水準の向上に資することを本領とする。
> 一．薬剤師は広く薬事衛生をつかさどる専門職としてその職能を発揮し，国民の健康増進に寄与する社会的責務を担う。
> 一．薬剤師はその業務が人の生命健康にかかわることに深く思いを致し，絶えず薬学，医学の成果を吸収して，人類の福祉に貢献するよう努める。

◆世界医師会（WMA）と国際薬学連合（FIP）による「医師と薬剤師の職業上の関係に関する声明」（1998年）

> 〈要約〉
> 　薬物療法の目標は，患者の保健ならびに生活の質（QOL）を向上させることにある。最適な薬物療法は，安全で効果があり，慎重に選択されたものであり，費用対効果が高いものでなければならない。医師と薬剤師は，最適な薬物療法を患者に提供する目標を達成するために，互いの職能に対する相互理解が必要である。医師は，治療の目標，危険性と利便性および副作用に重点を置き，薬剤師は，医薬品の適正な使用，コンプライアンス，用量，使用上の注意，保管に関する情報に重点を置く。
> 　医師の責務（12項目）
> 　薬剤師の責務（8項目）

### 3 薬剤師の倫理について考え，行動する

◆薬剤師行動規範（日本薬剤師会）

> 薬剤師は，国民の信託により，憲法及び法令に基づき，医療の担い手として，人権の中で最も基本的な生命及び生存に関する権利を守る責務を担っている。この責務の根底には生命への畏敬に基づく倫理が存在し，さらに，医薬品の創製から，供給，適正な使用及びその使用状況の経過観察に至るまでの業務に関わる，確固たる薬（やく）の倫理が求められる。
>
> 薬剤師が人々の信頼に応え，保健・医療の向上及び福祉の増進を通じて社会に対する責任を全うするために，薬剤師と国民，医療・介護関係者及び社会との関係を明示し，ここに薬剤師行動規範を制定する。

1. 任務
2. 最善努力義務
3. 法令等の遵守
4. 品位及び信用の維持と向上
5. 守秘義務
6. 患者の自己決定権の尊重
7. 差別の排除
8. 生涯研鑽
9. 学術発展への寄与
10. 職能の基準の継続的な実践と向上
11. 多職種間の連携と協働
12. 医薬品の品質，有効性及び安全性等の確保
13. 医療及び介護提供体制への貢献
14. 国民の主体的な健康管理への支援
15. 医療資源の公正な配分

◆守秘義務および個人情報保護

（参考資料：日本薬剤師会：薬剤師綱領 薬剤師行動規範，
薬剤師とくすりと倫理—基本倫理と時事倫理—〔じほう〕）

NOTE 📖

_____

_____

_____

_____

_____

_____

# NOTE

# 第1章

# 調　剤

● 学習のポイント ●

　調剤では，処方箋受付後，まず処方監査をすることにより，疑わしい点がある場合は医師に疑義照会を行った後，調剤内規に従い内用剤（錠剤・散剤・内用液剤など），外用剤（軟膏剤・外用液剤・点眼剤など），自己注射剤の調剤を行う。最終監査として処方内容，調剤ミスをチェックしてから，患者に医薬品を交付する。このような一連の調剤工程を理解するとともに，調剤業務を実際に経験，見学することにより，調剤業務が薬剤師の基本かつ最も重要な業務であることを理解する。

調剤工程

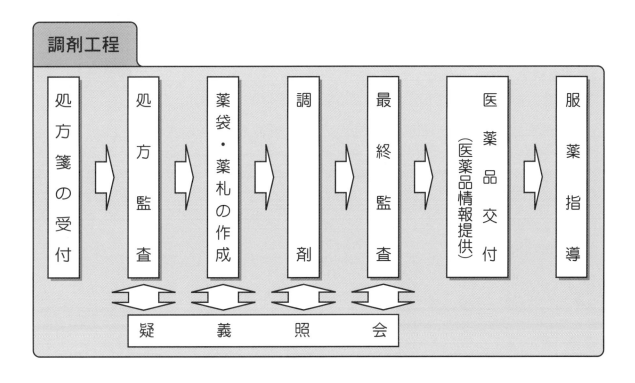

処方箋の受付　⇨　処方監査　⇨　薬袋・薬札の作成　⇨　調剤　⇨　最終監査　⇨　医薬品交付（医薬品情報提供）　⇨　服薬指導

疑　義　照　会

## 🗨 実習ポイント

### 1 調剤工程

- ●処方箋の受付から，患者に医薬品が交付されるまでの調剤工程を理解する。
- ●オーダリングシステム導入による合理化を理解する。

### 2 調剤内規

- ●調剤内規の内容を確認し，必要性を理解する。

### 3 処方箋受付

- ●処方箋の種類と特徴を理解する。
- ●外来院内処方箋と院外処方箋の記載事項の違いを理解する。

### 4 処方監査

- ●実際の処方箋で処方内容と相互作用を確認する。
- ●相互作用のチェック方法を確認する。
- ●長期投与の可否を理解する。

### 5 疑義照会

- ●疑義照会の具体例を理解する。

### 6 薬袋・薬札の作成

- ●薬袋・薬札の種類を確認し，記入すべき必要事項を理解する。
- ●実際の処方箋から薬袋・薬札を作成する。
- ●患者にとって理想的な薬袋を考案する。

### 7 調　剤

#### 1）計数調剤

- ●効率良く調剤するための工夫を理解する。
- ●医薬品名を正確に読み，処方どおりに医薬品を取り揃える。
- ●シート調剤と1回量調剤の違いを理解する。

#### 2）散剤調剤

- ●散剤調剤の手順，調剤用具・機器の取扱いを理解する。
- ●成分量で表記されている散剤（倍散）の秤量計算，調剤方法を理解する。
- ●賦形の必要性と具体例を理解する。
- ●錠剤粉砕の必要性と注意事項を理解する。
- ●医薬品の特性による，混合・分包の方法を理解する。
- ●秤量監査におけるチェック項目を理解する。

#### 3）内用液剤調剤

- ●内用液剤調剤の手順を理解する。
- ●配合禁忌の具体例とその対応策を理解する。
- ●成分量で表記されている液剤の計量計算，調剤方法を理解する。

4）軟膏剤の混合調剤

●軟膏剤の混合方法を理解する。

5）自己注射剤調剤

●自己注射が承認されている医薬品の種類と指導内容を理解する。

6）細胞毒性のある医薬品の調剤

●細胞毒性のある医薬品を理解する。

●細胞毒性のある医薬品の調剤手順を理解する。

●細胞毒性のある医薬品の取扱い上の注意と汚染時の処理方法を理解する。

7）院外処方が認められていない医薬品

●院外処方が認められていない医薬品とその理由を理解する。

## 8 処方解析

●調剤した処方の処方解析を行う。

## 9 最終監査

●最終監査における注意事項を確認し，監査の重要性を理解する。

## 10 医薬品交付

●医薬品交付窓口における患者接遇のあり方を学ぶ。

●医薬品情報提供の必要性を理解する。

●患者の疾病，理解度に応じた服薬指導を学ぶ。

## 11 リスクマネジメント

●調剤過誤の概念を理解する。

●調剤過誤の防止対策を理解する。

●調剤過誤を起こしやすい医薬品を理解する。

●実習中に起こした調剤ミスを検討する。

●インシデント・アクシデントレポートを理解する。

●インシデント・アクシデントレポートを記載する。

●実習病院におけるリスクマネジメントへの取り組みを理解する。

## 12 診療報酬

●診療報酬の仕組みを理解する。

●診療報酬における適正処方を理解する。

NOTE 📖

_____

_____

_____

_____

_____

## 💬 実務の習得

### 1 調剤工程

① 処方箋の受付から，患者に医薬品が交付されるまでの調剤工程を理解する。

メモ 実習病院の調剤工程を順に記載する。

② オーダリングシステム導入による合理化を理解する。

<br>

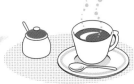

ちょっとブレイク・*Kaffeepause*・ちょっとブレイク・*Kaffeepause*

## 診療録によく記載されている abbreviations（略語）

| 略語 | 原義 | 日本語訳 | 略語 | 原義 | 日本語訳 |
|---|---|---|---|---|---|
| Af | atrial fibrillation | 心房細動 | EEG | electroencephalogram | 脳波図 |
| BP | Blood Pressure | 血圧 | ENT | Entlassen［独］ | 退院 |
| BS | Blood Sugar | 血糖 | FH | Family History | 家族歴 |
| Bx | biopsy | 生検 | HR | Heart Rate | 心拍 |
| CC | Chief Complaint | 主訴 | Ht | height | 身長 |
| CF | Colono Fiberscope | 大腸内視鏡検査 | hx | history | 病歴 |
| CHF | Congestive Heart Failure | うっ血性心不全 | KT | Korpertemperatur［独］ | 体温 |
| CNS | Central Nervous System | 中枢神経系 | L/D | laboratory data | 検査データ |
| c/o | Complainting Of | 〜の病訴 | P | pulse | 脈 |
| CT | Computerized Tomography | コンピュータ断層撮影 | R/O | Rule Out | 除外診断 |
| CV | Central Vein | 中心静脈 | RR | respiratory rate | 呼吸数 |
| DOA | Dead On Arrival | 到着時死亡 | St | stool | 便 |
| DVT | Deep Venous Thrombosis | 深部静脈血栓症 | Sx | symptoms | 症状 |
| Dx | diagnosis | 診断 | TIA | Transit Ischemic Attack | 一過性脳虚血発作 |
| ECG | electrocardiogram | 心電図 | UTI | urinary tract infection | 尿路感染 |
| EKG | Elektrokardiogramm［独］ | 心電図 | Wt | weight | 体重 |

〔K.K.〕

## **2 調剤内規**

調剤内規の内容を確認し，必要性を理解する。

**メモ** *調剤された医薬品について，調剤内規の該当箇所を確認し記載する。併せて，内規がない場合の問題点を考え記載する。*

Rp)

調剤内規

問題点

## 3 処方箋受付

① 処方箋の種類と特徴を理解する。

**メモ** *実習病院で使用されている処方箋の種類を記載する。*

<br><br><br><br><br><br><br><br><br><br><br><br>

② 外来院内処方箋と院外処方箋の記載事項の違いを理解する。

**check** *記載事項を確認する。*

| 記載事項 | 院 外 | | 院 内 | |
|---|---|---|---|---|
| | 保険<br>処方箋 | 保険麻薬<br>処方箋 | 処方箋 | 麻薬<br>処方箋 |
| □ 患者氏名，年齢，性別，区分 | ○ | ○ | ○ | ○ |
| □ 患者の住所 | | ○ | | △ |
| □ 医薬品名 | ○ | ○ | ○ | ○ |
| □ 分量，用法・用量 | ○ | ○ | ○ | ○ |
| □ 処方箋交付年月日 | ○ | ○ | ○ | ○ |
| □ 処方箋の使用期間 | ○ | ○ | | △ |
| □ 保険医療機関の名称，所在地 | ○ | ○ | △ | △ |
| □ 保険医の記名押印または署名 | ○ | ○ | ▲ | ○ |
| □ 保険者番号 | ○ | ○ | | |
| □ 被保険者証の記号・番号 | ○ | ○ | | |
| □ 麻薬施用者の免許番号 | | ○ | | ○ |
| □ 後発医薬品への変更不可欄 | ○ | ○ | | |

○：記載が必要，△：省略できる，▲：押印を省略できる

## 4 処方監査

① 実際の処方箋で処方内容と相互作用を確認する。

**メモ** *医薬品名，用法・用量，投与日数を実際の処方箋から正確に読み取り，相互作用を確認する。*

| Rp)　　　　　【記載例】 | 用法・用量，投与日数 |
|---|---|
| 43歳，男性<br><br>1）パセトシンカプセル250 mg（アモキシシリン）<br>　　　1回1カプセル（1日3カプセル）<br>　　　1日3回　朝昼夕食後5日分<br><br>2）ムコダイン錠250 mg（カルボシステイン）<br>　　　1回2錠（1日6錠）<br>　　　1日3回　朝昼夕食後5日分 | □ 用法・用量　　　□ 投与日数 5 日<br><br>パセトシンカプセル250 mg<br>　　　1日3回　朝昼夕食後1カプセル服用<br><br>ムコダイン錠250 mg<br>　　　1日3回　朝昼夕食後　2錠服用<br><br>相互作用の有無<br>□ 有・(無) |

| Rp) | 用法・用量，投与日数 |
|---|---|
| | □ 用法・用量　　　□ 投与日数<br><br><br><br><br><br>相互作用の有無<br>□ 有・無 |

① 実際の処方箋で処方内容と相互作用を確認する。

② 相互作用のチェック方法を確認する。

メモ　複数の診療科での重複投与，併用禁忌薬投与などを実習病院ではどのような方法でチェックしているかを記載する。

③ 長期投与の可否を理解する。

メモ　実習病院で採用されている，長期投与の規制のある薬品を記載する。

14 日を限度とする医薬品

30 日を限度とする医薬品

90 日を限度とする医薬品

## 5 疑義照会

疑義照会の具体例を理解する。

**メモ** *疑義照会が必要な処方箋について，確認した照会内容および方法，照会の結果を記載する。*

| Rp) | 方法 |
|---|---|
| 内容 | 結果 |

## NOTE 📖

## 6 薬袋・薬札の作成

① 薬袋・薬札の種類を確認し，記入すべき必要事項を理解する。

メモ *薬袋に記入する必要事項を理解し，特に調剤内規で取り決められている事項を記載する。*

> 必要事項 （薬剤師法第 25 条および薬剤師法施行規則第 14 条）
> ① 患者の氏名
> ② 用法および用量
> ③ 調剤年月日
> ④ 調剤した薬剤師の氏名
> ⑤ 調剤した薬局または病院，もしくは診療所の名称および所在地

② 実際の処方箋から薬袋・薬札を作成する。

メモ *調剤内規に従い，実際に処方箋から薬袋を作成する。*

| Rp) | 使用薬袋・薬札の種類 |
|---|---|
| | 記入する必要事項 |

③ 患者にとって理想的な薬袋を考案する。

**メモ** 患者の立場にたって，どのような薬袋が良いかを考え記載する。

---

ちょっとブレイク・*Kaffeepause*・ちょっとブレイク・*Kaffeepause*

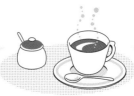

### 長期間服用する抗菌薬とは？

　通常，抗菌薬の使用にあたっては，耐性菌の発現などを防ぐため，疾患の治療に必要な最小限の期間，投与される。

　呼吸器内科のびまん性汎細気管支炎や耳鼻咽喉科の慢性副鼻腔炎などの疾患では，抗菌薬が長期間・少量で投与されることがある。抗菌薬といっても，14員環マクロライド系のエリスロマイシン，クラリスロマイシン，ロキシスロマイシンなどと15員環マクロライド系のアジスロマイシンに特有のものである。この場合，抗菌作用を目的として投与されるわけではなく，抗炎症効果などを期待して処方されている。ただし，近年の非結核性抗酸菌症（NTM）の増加を考えると，その治療薬であるクラリスロマイシンに先行してエリスロマイシンの使用を考慮することが望ましいとされている。また，アジスロマイシンの長期投与において，アジスロマイシンの耐性化率上昇が指摘されている。　　　　　〔M.S.〕

## 7 調　剤

### 1）計数調剤

① 効率良く調剤するための工夫を理解する。

メモ　*医薬品の配置，その他，どのような工夫がなされているかを記載する。*

② 医薬品名を正確に読み，処方どおりに医薬品を取り揃える。

メモ　*実際に調剤し，調剤時の注意点などを記載する。*

③ シート調剤と1回量調剤の違いを理解する。

メモ　*1回量調剤（ワンドーズパック）の利点，問題点を記載する。*

| 利点 | 問題点 |
| --- | --- |
|  |  |

## ２）散剤調剤

① 散剤調剤の手順，調剤用具・機器の取扱いを理解する。

**メモ** *散剤調剤の手順と使用する調剤用具・機器を記載し，取扱い上の注意事項を記載する。*

《**散剤調剤における留意点**》

　　散剤調剤時における調剤過誤は，監査での発見が極めて困難である。装置瓶への充填は，複数の薬剤師で行うことが望ましい。また，小包装の製品を購入して元容器のまま調剤を行うなどの対策が必要である。

　　散剤調剤によって引き起こされる調剤過誤は，致命的な結果になる場合も見受けられる。そのため，各工程において細心の注意を払う必要がある。

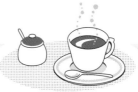

ちょっとブレイク・Kaffeepause・ちょっとブレイク・Kaffeepause

# 日常会話で用いられる医療用語

　病棟に行くようになって，まず戸惑うのは，病棟で使われている言葉を理解できないことである。そこで，「病棟でよく耳にする言葉」の一部を紹介する。

（［独］：ドイツ語，［ラ］：ラテン語）

アナムネ：既往歴＊（Anamnese ［独］）
アプネア：呼吸停止（apnea）
アポる：脳卒中で倒れる（apoplexy）
アンギオ：血管造影＊（angiography）
アンプタ：切断術（amputation）
イレウス：腸閉塞（ileus ［ラ］）
エント：退院（Entlassung ［独］）
カルチ：がん（carcinoma）
ケモ：化学療法（chemotherapy）
心カテ：心臓カテーテル法
ステる：死亡する（Sterben ［独］）
ストマ：人工肛門（stoma）
ゼク：病理解剖（Sektion ［独］）
タキる：頻脈になる（tachycardia）
ツッカー：ブドウ糖（Zucker ［独］）
ツモール：腫瘍（Tumor ［独］）
デク：褥瘡（Decubitu）
デブリ：創面切除（debridement）
テーベー：結核（tuberculosis）

ナート：縫合（Naht ［独］）
バイタル：生命徴候（脈拍，呼吸など）＊
　　　　（vital signs）
ハーベー：ヘモグロビン（hemoglobin）
バルーン：尿路留置用カテーテル＊
　　　　（balloon catheter）
プシコ：精神病（Psychose ［独］）
ブロンコ：気管支造影または気管支鏡検査＊
　　　　（bronchography, broncho scopy）
ヘモ：痔（hemorrhoid）
マーゲンチューブ：胃管（Magen ［独］ tube）
マルク：骨髄（穿刺）＊（Mark ［独］）
ムンテラ：療法説明＊（Mundtherapie ［独］）
メタ：転移＊（metastasis）
ラパ胆：腹腔鏡下胆嚢摘出術
　　　　（laparoscopic cholecystectomy）
レスピ：人工呼吸器（respirator）
ワイセ：白血球＊（Weiße Zellen ［独］）

（＊は138頁に再掲）

〔K.K.〕

# NOTE

② 成分量で表記されている散剤（倍散）の秤量計算，調剤方法を理解する。

**メモ** *成分量で表記されている散剤の医薬品名と力価を記載する。*

|  |
| --- |
|  |

**メモ** *成分量で表記されている散剤の処方を調剤し，秤量したグラム換算量を記載する。*

| Rp1) | 調剤した倍散 |
| --- | --- |
|  | 医薬品名・成分量 |
|  | 秤量したグラ換算量 |
|  | 医薬品名・成分量 |
|  | 秤量したグラ換算量 |

| Rp2) | 調剤した倍散 |
| --- | --- |
|  | 医薬品名・成分量 |
|  | 秤量したグラ換算量 |
|  | 医薬品名・成分量 |
|  | 秤量したグラ換算量 |

③ 賦形の必要性と具体例を理解する。

メモ *賦形を必要とする処方を調剤し，賦形する理由，賦形剤および賦形量を記載する。*

| Rp) | 賦形の理由 |
| --- | --- |
|  | 医薬品名および賦形量 |

**1**

調

剤

④ 錠剤粉砕の必要性と注意事項を理解する。

メモ *錠剤を粉砕する事例と粉砕方法，注意事項を記載する。*

粉砕を必要とする事例

注意事項

⑤ 医薬品の特性による，混合・分包の方法を理解する。

**メモ** *配合変化，医薬品の特性による混合時および分包時の注意点，工夫点を記載する。*

> 混合時の注意点
>
>
>
>
>
>
> 分包時の注意点

⑥ 秤量監査におけるチェック項目を理解する。

**メモ** *実習病院における秤量監査方法を記載する。*

> 秤量監査方法

## 3）内用液剤調剤

① 内用液剤調剤の手順を理解する。

メモ　*内用液剤調剤の手順と注意事項を記載する。*

② 配合禁忌の具体例とその対応策を理解する。

メモ　*配合禁忌の組合せと対応策を記載する。*

| Rp) | 対応策 |
| --- | --- |
|  |  |

③ 成分量で表記されている液剤の計量計算，調剤方法を理解する。

メモ 成分量で表記されている液剤の医薬品名と力価を記載する。

---

メモ 成分量で表記されている液剤の処方を調剤し，計量したmL換算量を記載する。

Rp1)

調剤した液量

◆医薬品名・成分量

◆計量した mL 換算量

◆医薬品名・成分量

◆計量した mL 換算量

## 4）軟膏剤の混合調剤

軟膏剤の混合方法を理解する。

メモ 混合の意義と混合時の注意点を記載する。

| 混合の意義 |
| --- |
|  |
| 混合時の注意点 |
|  |

## 5）自己注射剤調剤

自己注射が承認されている医薬品の種類と指導内容を理解する。

メモ 在宅自己注射が承認されている医薬品名と患者への指導内容を記載する。

| 保険で認められている自己注射剤 |
| --- |
|  |
| 指導内容 |
|  |

### 6）細胞毒性のある医薬品の調剤

① 細胞毒性のある医薬品を理解する。

**メモ** *細胞毒性のある医薬品を記載する。*

② 細胞毒性のある医薬品の調剤手順を理解する。

**メモ** *実習病院における細胞毒性のある医薬品の調剤の手順を記載する。*

## NOTE 📖

③ 細胞毒性のある医薬品の取扱い上の注意と汚染時の処理方法を理解する。

メモ　実習病院における細胞毒性のある医薬品の取扱い上の注意事項および汚染時の処置について記載する。

| 注意事項 |
| --- |
|  |

| 汚染時の処置 |
| --- |
|  |

※抗がん薬（注射剤）の廃棄方法および汚染時の処理方法については「第8章　がん化学療法」を参照（233頁）。

## 7）院外処方が認められていない医薬品

院外処方が認められていない医薬品とその理由を理解する。

メモ　院外処方が認められていない医薬品とその理由を記載する。

|  |
| --- |
|  |

麻薬，向精神薬，覚せい剤原料，毒薬などの調剤については「第3章　医薬品管理」を参照（92頁）。

## 8 処方解析

調剤した処方の処方解析を行う。

**メモ** 実際に調剤した処方について，添付文書などを調べ，患者の病態および医師の治療方針を推察し記載する。

Rp)

調剤した処方の処方解析を行う。

## 9 最終監査

最終監査における注意事項を確認し，監査の重要性を理解する。

メモ *実際の監査業務を見学し，監査項目，監査者の心構え，注意事項を記載する。*

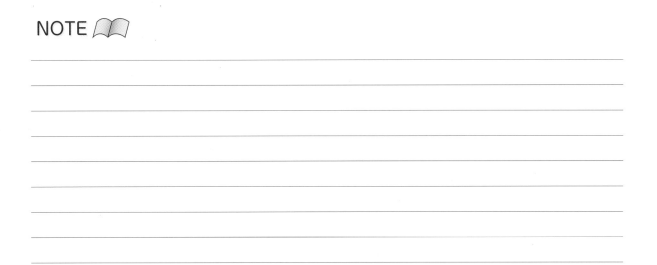

| 監査項目 |
| --- |
| |
| 心構え |
| |
| 注意事項 |
| |

NOTE 📖

## 10 医薬品交付

① 医薬品交付窓口における患者接遇のあり方を学ぶ。

メモ 医薬品交付窓口における患者への応対を見学し，薬剤師による患者接遇の実際を記載する。

身だしなみ

挨拶

患者氏名の確認

言葉使い

態度

② 医薬品情報提供の必要性を理解する。

メモ メーカー作成の添付用紙により副作用，使用方法などの情報提供が行われている医薬品を記載し，その内容を確認する。

医薬品名と内容

メモ 薬剤部で作成している医薬品情報提供文書の内容を記載する。

調

剤

メモ 薬剤部で作成している医薬品情報提供文書の内容を記載する。

③ 患者の疾病，理解度に応じた服薬指導を学ぶ。

メモ 実習病院における使い方の特殊な医薬品を記載し，その使用方法を理解し説明する。

メモ 患者から質問を受けたと仮定して，処方された医薬品の薬効をやさしい表現で記載する。

| Rp) | 薬効説明 |
| --- | --- |
|  |  |

**メモ** 小児への薬の飲ませ方を記載する。

**メモ** 未告知のがん患者から質問を受けた時の対応の仕方を学び記載する。

Rp)

薬効説明

注意事項

1

調

剤

## 11 リスクマネジメント

① 調剤過誤の概念を理解する。

---

Ⅰ）インシデント事例（ヒヤリ・ハット事例）

　　患者に健康被害が発生することはなかったが"ヒヤリ"としたり"ハッ"とした出来事。患者への薬剤交付前か交付後か，患者が服用に至る前か後かは問わない。

Ⅱ）調剤過誤

　　調剤事故の中で，薬剤師の過失により起こったもの。調剤の間違いだけでなく薬剤師の説明不足や指導内容の間違い等により健康被害が発生した場合も「薬剤師に過失がある」と考えられ「調剤過誤」となる。

Ⅲ）調剤事故

　　医療事故の一類型。調剤に関連して，患者に健康被害が発生したもの。薬剤師の過失の有無を問わない。

---

② 調剤過誤の防止対策を理解する。

**メモ** *実習病院で行われている対策について記載する。*

---

◆管理要因…過誤が調剤室の構造・設備，調剤システムに起因する。

　〔対策〕


◆近接要因…過誤が医薬品の配置に起因する。

　〔対策〕


◆類同要因…過誤が医薬品の外観，名称，読みなどの相似に起因する。

　〔対策〕


◆不注意要因…過誤が薬剤師の知識不足，不注意に起因する。

　〔対策〕


◆繁忙要因…過誤が業務過多，速度要求に起因する。

　〔対策〕


◆疲労要因…過誤が職員の疲労に起因する。

　〔対策〕

---

③ 調剤過誤を起こしやすい医薬品を理解する。

メモ　*調剤過誤を起こしやすい医薬品の例を挙げ，その理由を記載する。*

④ 実習中に起こした調剤ミスを検討する。

メモ　*実習中に誤って調剤した例を挙げ，原因について考え記載する。*

| Rp) | 原因 |
| --- | --- |
| | |

⑤ インシデント・アクシデントレポートを理解する。

《インシデント事例とは》

　患者に被害を及ぼすことはなかったが，日常の医療現場で「ヒヤリ・ハット」した事例。事前に誤りが訂正された場合や，誤った行為を実施してしまったが，結果的に健康被害が生じなかった場合や，その後の観察も不要であった場合などをいう。対象は，患者・家族・面会者・職員。

《アクシデント（医療事故）事例とは》

　医療の過程において患者に発生した望ましくない事象。患者の死亡，生命の危機，病状の悪化などの身体被害や苦痛または不安など精神的被害が生じた場合や，医療行為とは関係ないが患者に何らかの障害を与えた場合（廊下での転倒など），患者・家族・職員などに発生した障害などをいう。

《インシデント・アクシデントレポートとは》

　インシデント・アクシデント事例を病院に報告する形式をいう。
　フォーマットは，それぞれの病院で独自に作成している。
　アクシデントについては，追記報告書を提出させる病院もある。

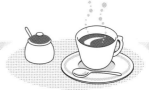

ちょっとブレイク・Kaffeepause・ちょっとブレイク・Kaffeepause

## 医薬品リスク管理計画（RMP：Risk Management Plan）について

　医薬品リスク管理計画（RMP）は，医薬品の開発から市販後まで一貫したリスク管理を一つの文書に分かりやすくまとめ（見える化），調査・試験やリスクを低減するための取り組みの進捗に合わせて，または，定期的に評価が行われるようにするものである。具体的には，個別の医薬品ごとに，① 重要な関連性が明らか，または疑われる副作用や不足情報（安全性検討事項），② 市販後に実施される情報収集活動（医薬品安全性監視活動），③ 医療関係者への情報提供や使用条件の設定などの医薬品のリスクを低減するための取り組み（リスク最小化活動）をまとめた文書で，2013年4月1日以降に製造販売承認申請を行う新医療用医薬品およびバイオ後続品を対象に開始された。後発医薬品の RMP は，2014年8月26日以降から適用し，決まった条件に該当する場合に RMP 策定が必要になることが通知された。RMP を公表することにより，すべての医療関係者が市販後のリスク管理の内容を広く共有することで，市販後の安全対策の一層の充実強化が図られることが期待されている。

（参考資料：医薬品医療機器総合機構〔PMDA〕：
http://www.pmda.go.jp/safety/info-services/drugs/items-information/rmp/0002.html）

〔K.O.〕

⑥ インシデント・アクシデントレポートを記載する。

メモ ④に記載した調剤ミス (49 頁) について, インシデントレポートを作成する。

# 〈インシデント・アクシデントレポート（例）〉

リポートNo ＿＿＿＿＿＿＿＿　　　　　　　　　　事象No ＿＿＿ － ＿＿＿ － ＿＿＿

## インシデント／アクシデントレポート（全職種共通）

所属 ＿＿＿＿ 部 配属 ＿＿＿＿ 科／課

＊ 点線 ---- 部分に状況や内容を記述し、□の項目部分は選択の上、赤✓を記入してください

| 発生日時 [A～C]： 年 月 日 時 分 (24時間形式で記入) | 発見日時： 年 月 日 時 分 |
|---|---|

| 発生場所 | 病棟 | □ステーション □病室 □病棟処置室 □浴室 □手術室 □分娩室 □ICU・CCU □NICU □EICU □その他の病棟内( ) |
|---|---|---|
| | 外来 | □外来診察室 □外来待合室 □外来処置室 □玄関ホール □救急処置室 □外来のその他の場所( ) |
| | その他 | □検査室 □機能訓練室 □内視鏡センター □IVR □放射線撮影室 □核医学検査室 □放射線治療室 □透析室 □薬局 □輸血室 |
| | [D] | □栄養・調理室 □トイレ □廊下 □階段 □エレベーター □エスカレーター □院内売店 □院内その他の場所( ) □院外 □不明 |

**患者情報**

患者氏名[カタカナ]：＿＿＿＿＿＿＿ 患者ID：＿＿＿＿＿＿ － ＿＿＿ 主病名 ＿＿＿＿

患者性別[E]：□男 □女 患者生年月日：＿＿ 年 ＿＿ 月 ＿＿ 日生 入院日 ＿＿ 年 ＿＿ 月 ＿＿ 日 ～ ＿＿ 月 ＿＿ 日

診療科：＿＿＿＿＿ 科 主治医・担当医：＿＿＿＿＿＿＿ 患者年齢[F]＿＿＿＿ 歳

来院区分： □外来 □入院 □デイケア外来 □短期入院 □救命外来 □健診 □往診 □訪問看護 □その他( )

心身状態 [G]： □意識障害 □視覚障害 □聴覚障害 □構音障害 □精神障害 □認知障害・健忘 □上肢障害 □下肢障害 □歩行障害 □床上安静 □睡眠中 □せん妄・不穏 □薬剤の影響下 □麻酔中・麻酔前後 □発熱中 □血圧異常 □貧血 □不明 □障害なし □その他

第一発見者[H]：□当事者本人 □同職種者 □他職種者 □患者本人 □家族・付き添い □他患者 □その他( )

**報告者**

職種[ I ] ＊当事者外の人が報告する場合は記載者の該当職種に2と記入し、当事者の職種は1と記載して下さい。
□医師 □歯科医師 □助産師 □看護師 □准看護師 □看護助手 □薬剤師 □管理栄養士 □調理師(従事者) □診療放射線技師 □臨床検査技師 □理学療法士 □作業療法士 □言語聴覚士 □歯科衛生士 □社会福祉士 □臨床工学技士 □事務職員 □コンピュータ技師 □施設・設備の整備士 □清掃係 □クリーニング係 □不明 □患者家族 □その他 ( )

雇用形態 ＊当事者外の人が報告する場合は記載者の該当雇用形態を2とし、当事者の職種は1と記載しわかる範囲で記載して下さい。
□常勤 □非常勤・臨時 □委託職員 □派遣職員 □実習・研修生 □研修医 □ボランティア □パートタイマー □アルバイト □その他( )

当事者・発見者・報告者 年齢＿＿＿歳 性別□男 □女 経験年数[J]＿＿年＿＿月 配属年数[K]＿＿年＿＿月

**発生状況；**
記入例；医師が内服薬を5倍量で誤オーダーしたが薬剤部監査でも気付かず調剤され、Nsもカルテ指示を参照せず投与。(記載者：医師)

........................................................

........................................................

........................................................

........................................................

........................................................

........................................................

| 発生時の報告処置 | 報告：□医師（主治医、当直医） □上司 □リーダー □他スタッフ 医師の診察： □なし □あり □単純X－P □CT □MRI □処置 無・有（ ） □患者・家族への説明 無 有（済・未定） 誰が（ ） いつ 年 月 日 | 要約 その後の経過 | [L]場面の種類 (何について) | | [M] 内容 (何が起きたか) |
|---|---|---|---|---|---|

**背景要因[N]：**

........................................................

........................................................

........................................................

| 障害度 | □レベル0：誤った医療行為が実施される前に発見された □レベル1：誤った医療行為が実施されたが、障害はなかった □レベル2：誤った医療行為が実施され、障害が発生した □レベル9：対応／マナー不適切・クレーム・院内感染・自己損傷等 | 影響度 [O] | ＊仮に誤った医療行為が実施されていた場合、患者に及ぼす影響をチェックしてください。 □グレード0：身体への影響は小さいと予想される（処置不要） □グレード1：身体への影響は中等度と予想される（処置が必要） □グレード2：身体への影響は大きいと予想される |
|---|---|---|---|

**特記事項：**

記載日 ＿＿ 年 ＿＿ 月 ＿＿ 日 記載者氏名：＿＿＿＿＿＿＿ 印

報告日 ＿＿ 年 ＿＿ 月 ＿＿ 日 リスクマネージャー：＿＿＿＿＿＿ 印 　　○○病院

⑦ 実習病院におけるリスクマネジメントへの取り組みを理解する。

**メモ** 薬剤部で生じたインシデント・アクシデントについて，薬剤部内および病院内への報告体制やその後の対応を記載する。

1

調

剤

---

ちょっとブレイク・*Kaffeepause*・ちょっとブレイク・*Kaffeepause*

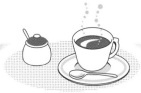

## 医療用医薬品へのバーコード表示について

　医療用医薬品の取り違えによる健康被害を防ぐなど医療安全の確保は，医療政策における重要な課題の一つである。医療用医薬品の取り違えの原因の一つとして，医療用医薬品の名称や外観の類似性が挙げられるが，これらに対しては，販売名称の変更や包装表示の変更などさまざまな対策が取られてきた。

　これらの対策に加え，医療用医薬品の取り違えによる医療事故を防止するためには，医療用医薬品を人に頼らず，機械的に区別する新たな対策が必要であるとされた。そこで，国は医薬品を特定するバーコードを表示して，それを機械的に読み取れるようにする政策を推進してきた。このバーコードを利用することで，機械的に製品を識別し，取り違えによる医療事故の防止を図り，製造・流通から患者への使用までの流れを記録することにより，トレーサビリティを確保することが可能となる。

　2021年8月から，これまで医薬品などの製品と一緒に同梱されていた紙の添付文書は原則として廃止され，バーコード読み取りによる電子的な方法で閲覧することが基本となる。　　　　　　　〔I.S.〕

## 12 診療報酬

### ① 診療報酬の仕組みを理解する。

　保険診療を行った医療機関では，診療報酬点数表に基づいて計算した診療報酬について診療報酬明細書（レセプト）を作成してから保険機関（社会保険診療報酬支払基金，国民保険団体連合会）に請求する。

　支払基金・国保連は，医療機関から提出された診療報酬の請求内容の審査を行い，医療機関に対して診療報酬の支払いを行う。

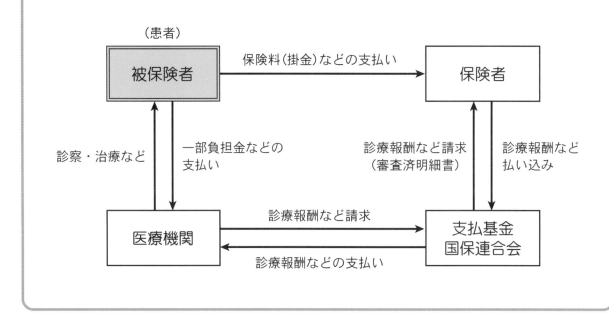

### ② 診療報酬における適正処方を理解する。

#### 《診療報酬における不正処方》

　新しく承認された医薬品は，薬価基準への収載から1年を経過するまでの期間内では，14日分までの投与しか認められていない。このような長期投与が認められていない医薬品を長期間（28日）使用させるために1日量を倍量で14日処方する倍量処方は，診療報酬からみて不正処方である。また承認されている効能・効果以外への適応外使用も不正処方である。

（参考資料：保険調剤 Q & A 〔じほう〕，調剤報酬点数表の解釈〔社会保険研究所〕）

NOTE 📖

# 第2章
# 注射剤調剤（個人別セット）

## ● 学習のポイント ●

　注射剤調剤では，注射処方箋を受けてから処方内容を監査し，適宜医師に疑義照会を行い，必要に応じて看護師に確認を行った後，注射処方箋に基づいて調剤（セット）を行い，最終監査として処方内容，調剤（セット）エラーをチェックしてから，セットされた注射剤は看護師への指示とともに病棟へ交付される。近年，注射剤自動調剤機（オートアンプルディスペンサー）を導入した病院も増加しつつある。一連の工程を理解するとともに，業務状況を体験・見学することにより，注射剤調剤における薬剤師の役割を学ぶ。

　TPN（Total Parenteral Nutrition）輸液調製については，TPN の無菌的調製を実際に経験または見学し，薬剤師が TPN 調製に関与することの重要性を理解する。

## 注射剤調剤工程

注射処方箋の受付 ⇒ 処方監査 ⇒ 注射剤調剤（個人別セット）⇒ 最終監査 ⇒ 病棟へ交付（看護師への指示）

疑義照会

## 💬 実習ポイント

### ① 注射剤調剤工程
- 注射剤調剤の流れを理解する。

### ② 注射処方箋受付
- 注射処方箋の種類と特徴を理解する。

### ③ 処方監査
- 注射処方箋の記載事項を理解する。
- 配合変化とその対策について理解する。
- 投与速度に注意が必要な医薬品について理解する。
- 投与量や投与日数に制限がある医薬品を理解する。

### ④ 疑義照会
- 疑義照会の具体例を理解する。

### ⑤ 注射剤調剤（個人別セット）
- 注射剤の種類と特徴を理解する。
- 注射剤調剤の方法を理解する。
- 注射処方箋をもとに注射剤を調剤（セット）する。

### ⑥ 注射剤の混合調製
- 注射剤の混合調製方法と注意点を理解する。
- PPN と TPN の違いおよび TPN の概要を理解する。
- TPN 無菌調製の設備・概要と診療報酬を理解する。
- PPN と TPN の調製工程および各工程での手技事項を理解する。
- TPN 製剤の安定性にかかわる因子を理解する。
- 注射剤の混合投与方法を理解する。

### ⑦ 処方解析
- 調剤（セット）した注射処方箋について処方解析をする。

### ⑧ 最終監査
- 注射剤調剤における最終監査のポイントと重要性を理解する。

### ⑨ 看護師への指示・病棟への交付
- 指示事項の具体例を理解する。
- 指示方法を理解する。

### ⑩ リスクマネジメント
- 注射剤調剤の過誤とその対策を理解する。
- 注射剤調剤過誤の具体例を理解する。

### ⑪ 診療報酬
- 診療報酬請求における査定を理解する。

## 🍭 実務の習得

### 1 注射剤調剤工程

注射剤調剤の流れを理解する。

メモ *実習病院の注射剤調剤工程を順に記載する。*

NOTE 📖

## 2 注射処方箋受付

注射処方箋の種類と特徴を理解する。

メモ 実習病院で使用されている注射処方箋の様式を記載する。

メモ　*実習病院における処方箋の受付時間，調剤時間，処方変更があった場合などの*
*タイムスケジュールを記載し，どのような工夫がされているのかを記載する。*

### 3 処方監査

① 注射処方箋の記載事項を理解する。

メモ 医薬品名，投与量，投与方法，投与速度などが誤りや漏れなく記載されていることを実際の
注射処方箋で確認し記載する。

| 医薬品名 | 投与量 | 投与回数 | 投与方法・投与速度 |
|---|---|---|---|
|  |  |  |  |

メモ 医薬品名（一般名）や投与方法にはどのような略号があるのかを記載する。

| 医薬品名（一般名） | 略号 | 投与方法 | 略号 |
|---|---|---|---|
|  |  |  |  |

② 配合変化とその対策について理解する。

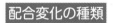 *配合変化には，どのようなものがあり，実習病院ではどのような方法でチェックしているかを記載する。*

配合変化の種類

配合変化の確認方法

**メモ** 配合変化が考えられる組み合わせについて，その理由と対応策を記載する。また，配合変化には目に見える部分と見えない部分があることを理解する。

| Rp) | 理由 |
|---|---|
|  |  |

| 対応 |
|---|
|  |

③ 投与速度に注意が必要な医薬品について理解する。

メモ　添付文書上で，投与速度が指示されている医薬品と，その指示内容および速度が守られない
ことにより発現する危険性のある副作用を調べ記載する。

| 医薬品名 | 指示内容 | 副作用 |
|---|---|---|
| | | |
| | | |
| | | |

2

注射剤調剤

④ 投与量や投与日数に制限がある医薬品を理解する。

**メモ** 添付文書上, 投与量や投与日数などに制限がある医薬品を調べ, 医薬品名とその内容を記載
する。

| 医薬品名 | 制限内容 |
|---|---|
|  |  |
|  |  |
|  |  |
|  |  |
|  |  |

**4 疑義照会**

疑義照会の具体例を理解する。

メモ 疑義照会が必要な注射処方箋について，確認した照会内容および方法，照会後の結果を記載する。

| Rp) | 照会内容 |
|---|---|
| 方法 | 結果 |

## 5 注射剤調剤（個人別セット）

① 注射剤の種類と特徴を理解する。

**メモ** *形状・液性・容器からみた代表的な医薬品名を確認し記載する。*

| 形　状 | 液　性 | 容　器 |
|---|---|---|
| □ 溶液 | □ 水性注射剤 | □ アンプル製剤 |
| | | □ ポリアンプル製剤 |
| □ 懸濁液 | □ 水溶性注射剤 | □ バイアル製剤 |
| | | □ ボトル製剤 |
| □ 乳濁液 | □ 油性注射剤 | □ ワンバッグ製剤 |
| | | □ ツインバッグ・スリーインワンバッグ製剤 |
| □ 粉末 | | □ キット製剤 |
| | | □ プレフィルドシリンジ製剤 |
| | | □ LPE パック製剤 |

**メモ** さまざまな容器のメリット・デメリットについて，記載する。

2

注射剤調剤

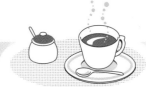

**ちょっとブレイク・*Kaffeepause*・ちょっとブレイク・*Kaffeepause***

## 隔壁未開通投与防止への取り組み

　配合変化や輸液の品質劣化防止のために，複数の隔壁を有する製剤が増加したことにより，隔壁未開通や開通不十分な状態で投与される事例の報告が増加した。当初は開通確認を促す表示を大きくするなどの対応を行うも，効果は限定的であった。現在では，ツインチェック® や，セーフゲート® などが実用化され，隔壁開通操作を行わないと投与ができない製剤が増加している。

　しかし，安全性が向上した製剤であっても，不適切な操作を行えば依然として事故に至る危険性はあるため，使用者の適切かつ慎重な操作が求められる。

＊ツインチェック®：点滴ルート排出口をカバーで覆い，隔壁開通操作を行うことで外れる仕組み。
　EA ファーマ社が開発した隔壁未開通投与防止システム。

＊セーフゲート®：点滴ルート排出口にストッパーを設け，隔壁開通操作を行うことでストッパーが解除される仕組み。テルモ社が開発した隔壁未開通投与防止システム。

〔M.K.〕

**メモ** *実習病院において，以下に挙げる医薬品にはどのようなものがあり，どのように取扱っているのかを記載する。*

ポリ塩化ビニル（PVC）製輸液セットが使用できない医薬品

投与時に遮光が必要な医薬品

冷所保存の医薬品

溶解方法や調製方法が指定されている医薬品

ワクチン製剤

※麻薬，向精神薬，毒薬などの管理については「第3章　医薬品管理」を参照（92頁）。

② 注射剤調剤の方法を理解する。

**メモ** 実習病院での作業手順と調剤（セット）方法を記載する。

---

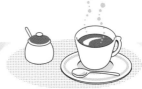

ちょっとブレイク·*Kaffeepause*·ちょっとブレイク·*Kaffeepause*

## オートインジェクター（自動注入器）

　生物学的製剤を中心に従来からあるシリンジ製剤やペン型注入製剤とともにオートインジェクター製剤が増えている。オートインジェクター製剤は，メーカーにより仕様や構造に違いはあるものの，概ね下記のような特徴な備えた製剤が多い。

●薬液，針，注入器が一体となっており，少ない操作で比較的容易に注入が可能。

●電力やばね力を利用し，軽くボタンを押すだけで注入可能な製剤や，注入部位に押し当てるだけで注入可能な製剤など，注入に際して大きな力を必要としない製剤が多い。

●薬液の注入終了を視覚的，聴覚的に確認することができる製剤もある。

●従来のシリンジ製剤と比較して，本体が太く握りやすい形状の製剤が多い。

●注入後に注射針に自動でカバーがされる製剤もあり，針刺し事故の防止にも配慮された製剤もある。

　関節リウマチ，多発性硬化症，2型糖尿病，気管支喘息，骨粗鬆症など様々な疾患に対する製剤が発売されており，従来製剤よりも自己注射を安全かつ確実に行うことが可能となった。今後さらに普及することが期待される。

〔M.K.〕

③注射処方箋をもとに注射剤を調剤（セット）する。

> **メモ** *実際に調剤（セット）した処方について，セットした医薬品（の商品）名，規格，本数を記載する。*

| Rp) | セットした医薬品について |
|---|---|
| | |

> **メモ** *正しく調剤（セット）できなかった処方があればその原因を考察して記載する。*

| Rp) | 原因 |
|---|---|
| | |

## 6 注射剤の混合調製

① 注射剤の混合調製方法と注意点を理解する。

メモ　混合調製を行ううえでの注意点を記載する。

> 混合調製の順序
>
>
>
>
>
>
>
>
>
> コアリング

**2**

注射剤調剤

NOTE 📖

② PPN と TPN の違いおよび TPN の概要を理解する。

> 経静脈栄養法（PN：Parenteral Nutrition）は経末梢静脈栄養法（PPN：Peripheral Parenteral Nutrition）と経中心静脈法（TPN：Total Parenteral Nutrition）に大別される。
>
> 末梢静脈の浸透圧に対する許容限界は上限で約 700 mOsm/L といわれ，ブドウ糖では 10% 溶液が限界である（限界を超えると，血管痛，静脈炎を起こすため不可能である）。仮に 2,000 kcal を 10% ブドウ糖液で投与した場合，5 L 必要となる。そこで考えられたのが体液浸透圧の 5〜6 倍ある高濃度のブドウ糖液を，血液量の多い上大静脈または下大静脈に直接注入する方法（TPN）である。
>
> TPN は 1960 年代後半に米国で始められ，わが国でも 1979 年に高カロリー用市販製剤が発売され，1980 年代にはこの栄養法が一般化した。経静脈高カロリー輸液（IVH：Intravenous Hyperalimentation）といわれていたが，現在では高カロリー輸液のみならず，すべての必須栄養素を補給する輸液療法ということから，総静脈栄養（TPN）といわれる。
>
> TPN は，栄養状態が悪く，比較的長期間（2 週間以上）の静脈栄養が必要な場合に選択されることが多い。
>
> 一方，PPN は栄養状態が比較的良好で，短期間（2 週間以内）で経口摂取の再開が予測される場合や，経口・経管栄養の必要量を充足する目的で行われる。糖・電解質・アミノ酸輸液に脂肪乳剤を併用しても 1 日あたり約 1,300 kcal 程度が上限となるが，侵襲度の高いカテーテル挿入が不要であること，カテーテル関連感染を起こすリスクが TPN に比較して低いことから汎用されている。

③ TPN 無菌調製の設備・概要と診療報酬を理解する。

> ### 《無菌製剤処理を行った際の診療報酬および算定に必要な施設基準》
> **無菌製剤処理料2**
>
> 別に厚生労働大臣が定める施設基準[※]に適合しているものとして，地方厚生局長等に届け出た保険医療機関において，中心静脈栄養を行う際に，厚生労働大臣が定める患者に対して使用する薬剤について，必要があって無菌製剤処理が行われた場合は，1 日につき所定点数を算定する（一部略）。
> ※1. 2 名以上の常勤の薬剤師がいること。
> 　2. 無菌製剤処理を行うための専用の部屋（5 m² 以上）を有していること。
> 　3. 無菌製剤処理を行うための無菌室，クリーンベンチまたは安全キャビネットを備えていること。
>
> （参考資料：診療点数早見表 2020 年 4 月版〔医学通信社〕）

**《無菌環境の規格について》**

　無菌環境の規格については，ISO 規格（アメリカ連邦規格から移行）が国際統一規格として用いられるが，現在も慣例的にアメリカ連邦規格で示されることがある。

　クリーンルームの規格は 3 段階あり，$0.1\,\mu m$ もしくは $0.5\,\mu m$ 以上の粒子に対する単位容積あたりの個数によって分けられる。

| ISO 規格 | アメリカ連邦規格 | 1 立方フィート（$\text{ft}^3$）中の粒子径上限（個/$\text{m}^3$） |
|---|---|---|
| クラス 5 | クラス 100 相当 | $0.1\,\mu m$ 以上の粒子が 100,000 個以下 |
| クラス 7 | クラス 10000 相当 | $0.5\,\mu m$ 以上の粒子が 352,000 個以下 |
| クラス 8 | クラス 100000 相当 | $0.5\,\mu m$ 以上の粒子が 3,520,000 個以下 |

　※クリーンベンチはクラス 5 である。

NOTE 📖

④ PPN と TPN の調製工程および各工程での手技事項を理解する。

メモ　実習病院における TPN・PPN の調製工程，および各工程の手技事項を順に記載する。

⑤ TPN 製剤の安定性にかかわる因子を理解する。

(1) メイラード反応について理解する。

> 糖質のカルボニル基 (-CO-) とアミノ酸のアミノ基 (-NH$_2$-) が共存する場合に起こる着色反応で，促進因子として，pH，酸素，電解質などがある。TPN はブドウ糖液とアミノ酸液を混合するため用時調製が必要となる。しかし近年，メイラード反応を防ぐための製剤上の工夫をし，ブドウ糖液とアミノ酸液を混合した医薬品が発売されている。

**メモ** *その医薬品名とその工夫の方法を記載する。*

(2) ビタミン類の安定性について理解する。

**メモ** *光に不安定なビタミンを記載し，実習病院での防止策を記載する。*

NOTE 📖

（3）インスリン製剤の安定性について理解する。

　　TPN施行時に，症例によって血糖コントロールを必要とする場合があり，TPN輸液にインスリンを混合することがある。インスリンは輸液バッグ，輸液セットなどに吸着することが知られており，注意が必要である。しかし，TPN用総合ビタミン剤（界面活性剤を含有）の添加によって吸着を防止することも報告されている。

（参考資料：神代　昭ほか：注射剤配合変化の統計解析．薬剤学 41：245, 1981.
岩田政則ほか：IVHに配合されたビタミン類の安定性．横浜医学 42：129, 1991）

⑥ 注射剤の混合投与方法を理解する。

メモ　実習病院における注射剤の混合投与方法を記載し，各方法の特徴をまとめる。また，配合変化を回避するために有効な方法を併せて理解する。
〔病棟実習時において実施する。〕

## 7 処方解析

調剤（セット）した注射処方箋について処方解析をする。

> **メモ** *実際に調剤（セット）した医薬品について，効能・効果，投与上の注意などを記載する。また，患者の病態および治療方針を推察して記載する。*

| Rp) |
| --- |
| |

| 効能・効果 |
| --- |
| |

| 投与上の注意 |
| --- |
| |

| 病態・治療方針 |
| --- |
| |

## 8 最終監査

注射剤調剤における最終監査のポイントと重要性を理解する。

**メモ** 実際の監査業務を見学し，チェックポイントを記載する。

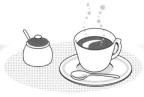

---

### ちょっとブレイク・Kaffeepause・ちょっとブレイク・Kaffeepause

## 注射薬の緩衝能

注射薬の中には他剤を自らの pH に近づける性質（緩衝能）が強い薬剤がある。緩衝能の強い薬剤は pH 依存性の配合変化を考える際に注意が必要となる。緩衝能の強い薬剤は，pH 変動試験表参照時に下記に示す特徴を持つ薬剤であり，pH 変動試験表を見て推測することが可能である。

● 0.1N の水酸化ナトリウム水溶液 10mL もしくは 0.1N の塩酸水溶液 10mL を加えても外観変化を起こさなかった。

● 試料 pH から最終 pH までの差（移動指数）が小さい。

＜例＞ネオフィリン注の pH 変動スケール

| 0 | 1 | 2 | 3 | 4 | 5 | 6 | 7 | 8 | 9 | 10 | 11 | 12 | 13 | 14 |
|---|---|---|---|---|---|---|---|---|---|----|----|----|----|----|

24時間後針状結晶析出　←10.0mL　10.0mL→

7.30　　9.06　　10.53
(B)　　(A)　　(C)

(A)：試料 pH
(B)：変化点 pH
(C)：最終 pH
移動指数（酸性側）：1.76
移動指数（アルカリ性側）：1.47

アルカリ性側で外観変化を起こさず，かつ移動指数が 1.47 と小さいことから，緩衝能が強いと推測できる。

（参考資料：ネオフィリン注 250mg インタビューフォーム改訂第 17 版 ［エーザイ］）

〔M.K.〕

### 9 看護師への指示・病棟への交付

① 指示事項の具体例を理解する。

メモ 看護師への指示が必要な医薬品とその指示内容を記載する。

| 医薬品名 | 指示内容 |
|---|---|
|  |  |

② 指示方法を理解する。

メモ 実習病院での看護師への指示方法を記載する。

メモ 医薬品を病棟に交付してから患者に投与するまでの流れを確認し記載する。
〔病棟実習時において。〕

2

注射剤調剤

## 10 リスクマネジメント

① 注射剤調剤の過誤とその対策を理解する。

メモ　実習病院における注射剤調剤の過誤の原因とその対策，具体例について記載する。

| 原因 | 対策 | 例 |
| --- | --- | --- |
|  |  |  |

① 注射剤調剤の過誤とその対策を理解する。

② 注射剤調剤過誤の具体例を理解する。

**メモ** *実際の注射処方箋から，注射剤調剤の過誤を起こしやすい事項を考察する。*

Rp)

考察

## 11 診療報酬

診療報酬請求における査定を理解する。

**メモ** *実習病院における注射剤の査定減の理由を記載する。*

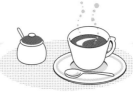

ちょっとブレイク・*Kaffeepause*・ちょっとブレイク・*Kaffeepause*

## 末梢挿入型中心静脈カテーテル（PICC）

　PICC は <u>P</u>eripherally <u>I</u>nserted <u>C</u>entral <u>C</u>atheter の頭文字をとったもので，末梢の静脈から穿刺して，カテーテル先端を体の中心部にある血流豊富な上大静脈まで挿入する中心静脈カテーテルの一種である。以前から用いられている中心静脈カテーテル（<u>C</u>entral <u>I</u>nserted <u>C</u>entral <u>C</u>atheter： CICC）と比較して，下記のような相違がある。

| | 末梢挿入型中心静脈カテーテル<br>（PICC） | 中心静脈カテーテル<br>（CICC） |
|---|---|---|
| 挿入血管 | 尺側皮静脈，上腕静脈などの肘や上腕部の静脈から挿入することが多い。 | 内頸静脈，外頸静脈，鎖骨下静脈などの頸部に近い静脈から挿入することが多い。 |
| 特徴 | ●致死的な合併症リスクが比較的低い<br>●適切な管理を行うことで，比較的長期間の使用も可能。 | ●中心静脈圧（CVP）モニタリングを行う際のアクセスに適する。 |

　PICC カテーテルはカテーテル関連感染症リスクが CICC カテーテルよりも比較的低いとされており，汎用されているが，血栓形成によるカテーテル閉塞のリスクが CICC カテーテルよりも高く， CICC カテーテルと同様，適切な管理が求められる。　　　　　　　　　　　　　　　　〔M.K.〕

# 第3章

# 医薬品管理

## ● 学習のポイント ●

　医薬品管理とは，麻薬・向精神薬・覚せい剤原料・毒薬や特定生物由来製品などを含めて多種多品目の医薬品を，購入から使用まで管理することであり適正な在庫数量の確保とともに，有効期限や保管環境など，品質の確保も重要となる。

　また，医薬品（特に新薬）は高価なものが多く，診療面だけでなく経済面にも考慮した在庫管理が必要である。このような現状における医薬品管理者としての薬剤師の役割を理解する。

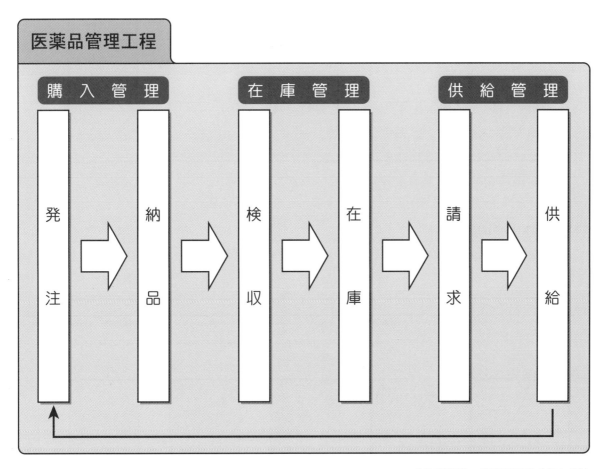

医薬品管理工程

| 購 入 管 理 | | 在 庫 管 理 | | 供 給 管 理 | |
|---|---|---|---|---|---|
| 発注 | 納品 | 検収 | 在庫 | 請求 | 供給 |

（参考資料：病院薬局学〔南山堂〕）

## 🎤 実習ポイント

### **1 購入管理**
- ●医薬品の発注方式を確認し，医薬品購入時の注意点を理解する。
- ●検収業務における注意点を理解する。

### **2 在庫管理**
- ●医薬品を保管管理するうえで考慮すべきポイントを理解する。
- ●適正在庫量を設定するうえでのポイントを理解する。
- ●品質に影響を与える因子を理解するとともに，品質管理の重要性を理解する。
- ●棚卸し業務の目的と，その必要性を理解する。
- ●薬事関係法規を理解し，保管環境を学ぶ。

### **3 供給管理**
- ●さまざまな供給方法の特徴を理解する。
- ●間違いやすい医薬品を理解する。

### **4 使用管理（使用後の記録）**
- ●使用後に記録しなくてはならない医薬品やその項目を理解する。

### **5 麻薬・向精神薬・覚せい剤原料・毒薬の管理**
- ●麻薬の種類と供給方法を理解する。
- ●麻薬の管理と記録（事務処理）業務を理解する。
- ●向精神薬の種類と管理方法を理解する。
- ●覚せい剤原料の管理方法を理解する。
- ●毒薬の種類と管理方法を理解する。

### **6 特定生物由来製品の管理**
- ●特定生物由来製品の種類と管理方法を理解する。

### **7 ハイリスク薬の管理**
- ●ハイリスク薬の種類と管理方法を理解する。

### **8 医薬品回収への対応**
- ●製薬企業からの医薬品回収に対する対応を理解する。

### **9 災害にかかわる薬品管理**
- ●災害時における地域の医薬品供給体制を理解する。

## 💬 実務の習得

### ■1 購入管理

① 医薬品の発注方式を確認し，医薬品購入時の注意点を理解する。

メモ　*実習病院における採用医薬品数を記載する。*

| 種　類 | 採用医薬品数 | |
|---|---|---|
| 内　用　薬 | | |
| 注　射　薬 | | |
| 外　用　薬 | | |
| 合　　計 | | |

メモ　*薬価基準とは何かを理解するとともに，実習病院において採用している代表的な医薬品（簡単な薬効も記載）の薬価を調べる。*

**《薬価基準》**

　保険医療において使用できる医薬品の「価格基準」と「品目表」を意味する厚生労働大臣の告示である。「価格基準」とは，保険診療，保険調剤に関する報酬請求をする場合の使用医薬品の価格を意味し，「品目表」とは，保険診療，保険調剤で使用できる医薬品の範囲（品目）を表している。

| 高価な医薬品 | | 安価な医薬品 | | 使用頻度の高い医薬品 | |
|---|---|---|---|---|---|
| 医薬品名（薬効） | 薬　価 | 医薬品名（薬効） | 薬　価 | 医薬品名（薬効） | 薬　価 |
| | | | | | |

《薬価を踏まえた医薬品の選択》

　医薬品の購入金額は，病院全体の支出の中でもかなりの割合を占めている。人件費などの固定支出に比べて流動的であり，その管理の良否が病院経営を大きく左右する。

　また，医薬品採用時には，後発医薬品（ジェネリック医薬品）であっても先発医薬品と比べて製剤学的にほとんど同等の医薬品があるので，薬価基準も踏まえた患者のための医薬品の選択が必要である。

### 先発医薬品

　新しい効能や効果を有し，臨床試験などによりその有効性や安全性が確認され承認された医薬品。

### 後発医薬品

　先発医薬品の特許が切れた後に，先発医薬品と成分や規格などが同一であるとして臨床試験などを省略して承認された医薬品。

**メモ** 実習病院における発注方式を確認し，その特徴および発注時の注意点を記載する。

| 発注方式 | 特徴および発注時の注意点 |
| --- | --- |
| □発注点方式<br>　在庫量があらかじめ決められた量（発注点）に達した時点で発注する方法 | |
| □定期発注方式<br>　在庫量に関係なく定期的に発注する方法 | |
| □当用買い方式<br>　必要に応じて必要量を発注する方法 | |
| □その他の方式 | |

② 検収業務における注意点を理解する。

**メモ** *検収において，チェックすべきポイントを記載する。*

（空欄）

**2 在庫管理**

① 医薬品を保管管理するうえで考慮すべきポイントを理解する。

**メモ** *実習病院における医薬品倉庫内の保管方法の特徴を記載する。*

（空欄）

② 適正在庫量を設定するうえでのポイントを理解する。

《適正在庫量を設定する際に考慮すべき点》
- 過去の使用実績，繁用度（回転率）
- 病棟など各部署への供給方法・供給間隔，各部署の在庫量
- 医薬品の特殊性・使用の変動性
- 包装単位
- 薬品倉庫または調剤室などの保管スペース
- 棚卸しの励行
- 納品時間，発注頻度
- 採用薬品の一定期間ごとの見直し

**3**

医薬品管理

③ 品質に影響を与える因子を理解するとともに，品質管理の重要性を理解する。

**メモ** *品質に影響を与える因子を確認し，実習病院において特に影響を受けやすい医薬品，および*
*その保管条件を記載する。*

| 影響を与える因子 | 影響を受けやすい医薬品 | 保管条件 |
|---|---|---|
| 温　度 | | |
| 湿　度 | | |
| 光 | | |
| 酸　素 | | |

④ 棚卸し業務の目的と，その必要性を理解する。

《棚卸し業務の目的》
- 在庫数量の確認，把握
- 各医薬品の整理
- 有効期限・使用期限の確認
- デッドストックの防止
- 不良品の発見

⑤ 薬事関係法規を理解し，保管環境を学ぶ。

**メモ** *医薬品や薬品（試薬類を含む）の保管にかかわる薬事関係法規などを理解し，保管環境とおのおのの規制対象となる代表的な医薬品や薬品を記載する。*

| 薬事関係法規など | 保管環境 | 主な医薬品名・薬品名 |
|---|---|---|
| 医薬品, 医療機器等の品質, 有効性及び安全性の確保等に関する法律 | | |
| 麻薬及び向精神薬取締法 | | |
| 覚せい剤取締法 | | |
| 毒物及び劇物取締法 | | |
| 消防法 | | |

NOTE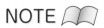

_____

_____

3

医薬品管理

### 3 供給管理

① さまざまな供給方法の特徴を理解する。

メモ *医薬品のさまざまな供給方法を理解し，適している項目に○印を付ける。*

| 視点 | 1本渡し | 箱渡し | 定数配置 |
|---|---|---|---|
| 品質の確保 | | | |
| 安全性の確保（薬剤師による指示） | | | |
| 緊急時の使用 | | | |
| 払い出し先での在庫量 | | | |
| 使用量・在庫量の実態把握 | | | |
| 保険収入の確実性 | | | |
| 使用責任の明確性 | | | |
| 受払いの業務量 | | | |
| 返納業務量 | | | |
| 搬送業務量 | | | |
| その他業務量<br>（品目，数量の決定，帳簿の記帳など） | | | |
| その他（　　　　　　　　　　） | | | |

メモ *供給（搬送）時に注意が必要な医薬品を記載する。*

| 医薬品名 | 適切な供給（搬送）方法 |
|---|---|
| | |
| | |
| | |
| | |

② 間違いやすい医薬品を理解する。

メモ　*実習病院において間違いやすい医薬品（商品名）を記載する（簡単な薬効も記載）。*

> **医薬品名が同じまたは類似している製品**
> - 規格が異なるもの
>
> - 剤形が異なる製品
>
> - その他，類似の製品

> **形状・包装が類似している製品**

> **薬効が同じ製品（調剤に慣れてきた頃に発生しやすい）**

### 4 使用管理（使用後の記録）

使用後に記録しなくてはならない医薬品やその項目を理解する。

> 　医薬品の中には，使用後に必要事項を記録し，その記録を一定期間保管管理しておかなければならないものがある。特に，麻薬や特定生物由来製品が該当するが，詳細な内容については，以下の **5** や **6** の項を行うことで理解する。病院によっては，リスクマネジメントの観点から上記以外の医薬品についても記録を行っている場合がある。実習を通して，その重要性を理解する。

### 5 麻薬・向精神薬・覚せい剤原料・毒薬の管理

① 麻薬の種類と供給方法を理解する。

**メモ** *実習病院で採用している主な麻薬の品名と供給および返却方法を記載する。*

| 医薬品名 | 供給および返却方法 |
| --- | --- |
|  |  |
|  |  |

② 麻薬の管理と記録（事務処理）業務を理解する。

**メモ** *麻薬の発注から保管・記録までの流れを確認する。*

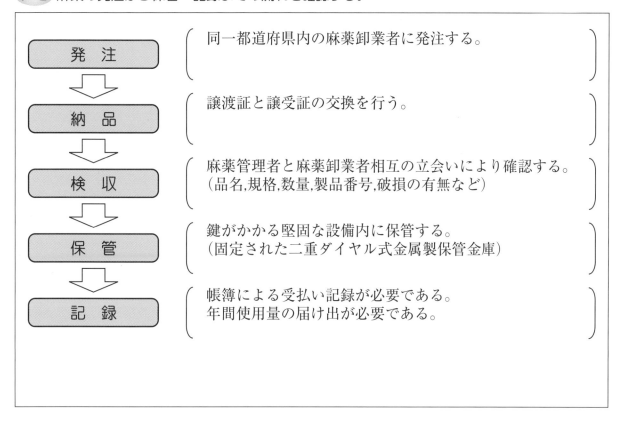

| 発　注 | → | 同一都道府県内の麻薬卸業者に発注する。 |
| 納　品 | → | 譲渡証と譲受証の交換を行う。 |
| 検　収 | → | 麻薬管理者と麻薬卸業者相互の立会いにより確認する。（品名,規格,数量,製品番号,破損の有無など） |
| 保　管 | → | 鍵がかかる堅固な設備内に保管する。（固定された二重ダイヤル式金属製保管金庫） |
| 記　録 | → | 帳簿による受払い記録が必要である。年間使用量の届け出が必要である。 |

**check** *麻薬管理に関する各種書類を確認する。*

□ 麻薬施用者免許証

□ 麻薬管理者免許証

□ 麻薬譲渡証・譲受証

□ 麻薬処方箋，麻薬施用票

□ 麻薬廃棄届，麻薬事故届，調剤済麻薬廃棄届

□ 麻薬帳簿

□ 麻薬年間届

**3**

医薬品管理

③ 向精神薬の種類と管理方法を理解する。

メモ 実習病院で採用している向精神薬の種類とその保管および払い出し方法を確認し記載する。

> 向精神薬はその乱用の危険性と治療上の有用性により，第一種から第三種までの3種類に分類されており，管理方法も異なっている。

| 医薬品名 | 保管および払い出し方法 |
|---|---|
| 第一種 | |
| 第二種 | |
| 第三種 | |

④ 覚せい剤原料の管理方法を理解する。

メモ 実習病院で採用している覚せい剤原料とその保管および払い出し方法を確認し記載する。

| 医薬品名 | 保管および払い出し方法 |
|---|---|
| | |

⑤ 毒薬の種類と管理方法を理解する。

メモ　*実習病院で採用している毒薬の種類とその保管および払い出し方法を確認し記載する。*

| 医薬品名 | 保管および払い出し方法 |
|---|---|
| | |

3<br>医薬品管理

---

ちょっとブレイク・*Kaffeepause*・ちょっとブレイク・*Kaffeepause*

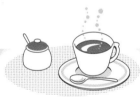

## 医薬品の出荷調整

　昨今，原薬への異物混入や，承認内容と異なる製造に対する業務停止処分などの影響で，医療用医薬品の自主回収や出荷停止，出荷調整などが相次いでいる。

　ある有効成分の医薬品の供給が滞ると，他社の同一成分の医薬品や同種同効薬のニーズが高まる。しかし，製薬企業の供給能力には限度があり，自社品を使用している患者への供給を確保するため，新規取引先への供給を見合わせる場合がある。こうして芋づる式に出荷調整の対象品が増加する。

　病院や薬局などの医療現場はその影響を大きく受けている。患者の不利益を最小限に食い止めるため，採用医薬品の中で供給不足が見込まれるものを把握し，必要に応じて代替の医薬品を選定し，確保する作業に追われている。

　今後は，医薬品安定供給の強化に向けた多方面での取り組みが必要となることが予想される。

〔C.T.〕

## 6 特定生物由来製品の管理

特定生物由来製品の種類と管理方法を理解する。

血液製剤をはじめ，生物由来製品の安全性については，検査やウイルスの不活化・除去工程の充実などにより，その確保・向上が図られてきている。しかし，血友病患者が非加熱血液製剤でヒト免疫不全ウイルス（HIV）に感染するという，いわゆる薬害エイズ問題が生じたことから，将来的にも未知のウイルスなどが混入する可能性を否定できない。もしも，薬剤投与による感染の恐れが生じた場合，患者への連絡など，危害の発生または拡大を防止する措置が必要になる。そのため，旧薬事法（現「医薬品，医療機器等の品質，有効性及び安全性の確保等に関する法律」）が改正され，生物由来製品のうち感染症の発生リスクが高いものを特定生物由来製品に指定し，その使用にあたっては，平成15年（2003年）7月30日より，以下の3点が義務付けられた。

① 使用にあたり必要な事項を患者に説明
② 使用に関する記録を20年間保存
③ 使用による感染症発症時に，対象となる患者の情報を製造業者に提供

《特定生物由来製品とは》

◆人・動物から得られた原料を使用する製品であって，不活化処理などの感染症に関する処置に対して限界があるもの（例：輸血用血液製剤）。

◆不特定多数の人から採取された原料を使用する製品であって，一定の病原体の不活化・除去などが行われているが，感染因子を内在するリスクがあるもの（例：ヒト血漿分画製剤，ヒト臓器抽出医薬品）。

メモ 実習病院で採用している主なヒト血漿分画製剤の医薬品名と管理方法を記載する。

| 医薬品名 | 管理方法 |
| --- | --- |
|  |  |

**メモ** 実習病院で使用している主な輸血用血液製剤の医薬品名と管理方法を記載する。

| 医薬品名 | 管理方法 |
| --- | --- |
| | |

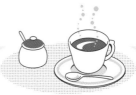

ちょっとブレイク・*Kaffeepause*・ちょっとブレイク・*Kaffeepause*

## バイオシミラーとは？

　近年，バイオシミラーと呼ばれる医薬品が増加している。バイオシミラーは，ジェネリック医薬品と混同されやすいが，その特徴は大きく異なっている。ジェネリック医薬品が先発医薬品と同一の有効成分を有し，同一の用法・用量で同一の効能・効果を求められるのに対し，バイオシミラーは先行バイオ医薬品と同等・同質の品質・安全性・有効性を有することが求められ，必ずしも有効成分が同一ではない。適応が異なるなど注意が必要な点もあるが，バイオ医薬品は総じて高額であることから，バイオシミラーの適切な使用は医療費・薬剤費の軽減にも繋がると考えられる。

〔M.T.〕

## 7 ハイリスク薬の管理

ハイリスク薬の種類と管理方法を理解する。

ハイリスク薬とは，他の医薬品と比較し特に安全管理が必要な医薬品である。病院の規模・機能によってさまざまな考え方があるが，各病院の「医薬品の安全使用のための業務手順書」に定めるものがハイリスク薬と考えられる。

他の医薬品と区別して安全に管理する必要があるため，注意喚起のための表示や配置場所の区別，取り間違い防止の工夫などが必要となる。また，休薬期間の設けられている医薬品などは，調剤時に患者ごとの薬歴管理が必要となる。

医薬品の安全使用のための業務手順書作成マニュアルにおいて，特に安全管理が必要な医薬品（要注意薬）とされるのは，以下の医薬品である。

① 投与量等に注意が必要な医薬品
② 休薬期間の設けられている医薬品や投与期間の管理が必要な医薬品
③ 併用禁忌や多くの薬剤との相互作用に注意を要する医薬品
④ 特定の疾病や妊婦等に禁忌である医薬品
⑤ 重篤な副作用回避のために，定期的な検査が必要な医薬品
⑥ 心停止等に注意が必要な医薬品
⑦ 呼吸抑制に注意が必要な注射剤
⑧ 投与量が単位（Unit）で設定されている注射剤
⑨ 漏出により皮膚障害を起こす注射剤

（参考資料：医薬品の安全管理のための業務手順書 作成マニュアル〔厚生労働科学研究〕）

**メモ** 実習病院における具体的なハイリスク薬とその保管および払い出し方法を確認し記載する。

| 医薬品名 | 管理方法 |
|---|---|
|  |  |
|  |  |
|  |  |
|  |  |

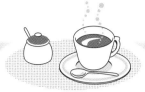

ちょっとブレイク・*Kaffeepause*・ちょっとブレイク・*Kaffeepause*

# 再生医療等製品とは？

　2021年6月，世界初の脳腫瘍ウイルス療法薬「デリタクト注」（一般名：テセルパツレブ）が悪性神経膠腫を適応症とした再生医療等製品として承認された。

　「再生医療等製品」とは，生きた細胞や組織を加工（培養，活性化，分化誘導等）して作成されたもので，医薬品と同様の役割を持つ細胞や遺伝子といった形態の異なるものを含めて，「医薬品，医療機器等の品質，有効性及び安全性に関する法律」（医薬品医療機器等法）では別のカテゴリとして定義されている。再生医療等製品は扱いの難しい面もあるが，従来の医薬品では治療の難しかった疾患に対して新たな治療法を提供するものとして期待されている。

### 再生医療等製品の種類

1. 再生医療〈組織移植〉

　　細胞を構造化し，外科手術により患部に移植することで，身体の構造・機能の再建・修復・形成を実現する治療（例：心臓に貼付することで心筋の機能を改善させる心筋シート等）。

2. 再生医療・細胞治療〈細胞移植〉

　　細胞そのものを投与することにより，身体の構造・機能の再建・修復・形成を実現する治療（例：外傷性脊髄損傷の治療として神経細胞への分化能を持つ骨髄間葉系幹細胞を投与する等）。

3. 細胞治療・遺伝子治療〈*ex vivo* 遺伝子治療〉

　　体外に取り出した細胞に遺伝子改変・導入を行い，培養して増やした細胞を投与することで疾病を治療する（例：がんへの攻撃能を持つT細胞を採取し，攻撃能をアップさせる遺伝子導入を行って投与する等）。

4. 遺伝子治療〈*in vivo* 遺伝子治療〉

　　遺伝子治療用製品を投与し，体内で遺伝子が発現することにより疾病を治療する（例：血管新生を促すタンパクのもとになる遺伝子を含むプラスミドを投与することで虚血状態を改善させる治療等）。

5. 遺伝子治療〈腫瘍溶解性ウイルス〉

　　遺伝子組み換えウイルスの投与により疾病を治療する（例：がん細胞のみで増殖するウイルスを感染させ，ウイルスが増殖する過程でがん細胞を死滅させるがん治療等）。

〔M.K.〕

## NOTE

## 8 医薬品回収への対応

製薬企業からの医薬品回収に対する対応を理解する。

> 　製薬企業は，医薬品の使用によって保健衛生上の被害が発生し，またこれが拡大する可能性があると判明した時には医薬品の回収を行わなくてはならない。医療機関においても，製薬企業から回収の通知を受け取った際には健康被害拡大防止の観点から速やかに対応する必要がある。
>
> 　医薬品の回収に関しては健康被害発生またはそのおそれの程度により以下のように分類されている。
>
> ・クラスⅠ：死亡または重篤な健康被害が発生するおそれのある製品の回収。
> ・クラスⅡ：一時的な若しくは医学的に治癒可能な健康被害の原因となる可能性がある，または，重篤な健康被害が発生する恐れはまず考えられない製品の回収。
> ・クラスⅢ：健康被害の原因となるとはまず考えられない製品の回収。

**メモ** 実習施設における医薬品回収の手順を確認する。

メモ　*実際に回収となった医薬品とその理由を調べる。*

| 分類 | 医薬品名 | 理由 |
|---|---|---|
| クラス I | | |
| クラス II | | |
| クラス III | | |

NOTE

## 9 災害にかかわる薬品管理

災害時における地域の医薬品供給体制を理解する。

> 災害時には，広範囲に渡ってライフラインの供給停止といったインフラストラクチャーの崩壊が起こり得る。その際には，医薬品の供給停止等の状況が予想されるため，日常より災害時に備えて医薬品を備蓄しておくことが必要である。

**メモ** *実習病院における災害備蓄薬管理手順を確認する。*

### 平常時の準備

- 備蓄医薬品の選定
- 備蓄医薬品リストの作成
- 医薬品の備蓄・管理（最低 3 日分の備蓄が望ましい）
- 災害拠点病院においては災害救護用医薬品の備蓄・管理
- 災害時約束処方の決定
- 薬剤師不在時でも医師・看護師等が医薬品を使用できるためのマニュアル作成

### 被災時の対応

- 使用可能医薬品，不足医薬品の確認
- 取引先卸への連絡・確認
- 支援要請の必要性の有無の連絡（医薬品・血液製剤の供給等）

### 災害支援への対応

- 現地に関する情報を収集し携行用医薬品の選定・準備

NOTE 📖

メモ　実習病院における災害時用の備蓄医薬品を調べる。

| 種　類 | 薬効分類 | 医薬品名 |
|---|---|---|
| | | |
| | | |
| | | |
| | | |
| | | |
| | | |
| | | |
| | | |
| | | |
| | | |
| | | |
| | | |
| | | |
| | | |
| | | |

3

医薬品管理

NOTE 

_____

_____

_____

_____

# NOTE

# 第4章

# 医薬品情報管理

● 学習のポイント ●

　医薬品情報管理の目的は，医師・看護師をはじめとする医療従事者および患者に，適切な情報を提供することにより薬物療法の向上と効率化に寄与することである。医薬品情報管理では，さまざまな情報および問い合わせなどに対応した情報管理業務を体験・見学することにより，医薬品情報の収集から提供までの流れを理解するとともに，医療における医薬品情報管理の必要性について学ぶ。

## 医薬品情報管理工程

情報源 → 情報収集 → 整理・保管 → 評価・加工 → 提供 → 使用

## 🍄 実習ポイント

### 1 医薬品情報管理工程
- 医薬品情報の収集から提供までの流れを理解する。
- 病院における医薬品情報管理の業務内容を理解する。

### 2 医薬品情報の収集・整理・保管
- 医薬品情報を収集するための情報源を理解する。
- 医薬品情報の整理，保管方法を理解する。

### 3 医薬品情報の評価・加工
- 医薬品情報の評価の必要性を理解する。

### 4 医薬品情報の提供
- 質疑に対する情報提供の手順を理解するとともに，情報提供を行ううえでの注意点を理解する。
- 問い合わせに対する回答作成を体験し，適切な回答方法を理解する。
- 能動的な情報提供の方法を理解する。
- 薬剤師が薬事委員会に参画する意義を考え，薬事委員会における薬剤師の役割を理解する。

### 5 副作用情報収集システム
- 医薬品・医療機器等安全性情報報告制度を理解する。
- 副作用情報収集システムの種類とその内容を理解する。

NOTE 📖

_____

_____

_____

_____

_____

_____

_____

_____

## 🗨 実務の習得

### 1 医薬品情報管理工程

① 医薬品情報の収集から提供までの流れを理解する。

メモ　*実習病院における医薬品情報の収集から提供までの工程を順に記載する。*

（参考資料：医薬品情報学〔東京大学出版会〕）

② 病院における医薬品情報管理の業務内容を理解する。

《病院における医薬品情報管理の主な業務》

- 医薬品情報の収集，整理，保管
- 収集した情報の科学的根拠に基づいた評価
- 医薬品に関する情報の伝達（能動的な情報提供）
- 医薬品に関する質疑に対する情報の提供（受動的な情報提供）
- 薬事委員会への参画
- 臨床薬剤業務の支援
- 副作用情報の収集および伝達
- 医薬品の製造販売後調査への関与
- 医療関連分野の学生や医療従事者に対する教育

メモ　実習病院で行っている医薬品情報管理の業務内容を記載する。

## ② 医薬品情報の収集・整理・保管

① 医薬品情報を収集するための情報源を理解する。

メモ　*医薬品情報を収集するための情報源を記載する。*

公的機関

製薬企業

医学・薬学関連の図書（出版社名）

その他

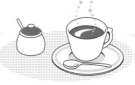

ちょっとブレイク・*Kaffeepause*・ちょっとブレイク・*Kaffeepause*

### 添付文書の電子化について

　2021年8月1日から，「医薬品，医療機器等の品質，有効性及び安全性の確保等に関する法律」の改正により，製品と一緒に同梱された従来の紙の添付文書は原則として廃止され，電子化された「医薬品等の注意事項等情報」を閲覧することが基本となった。

　添付文書の電子化により，最新の科学的知見に基づいた情報が提供され，常に最新の情報を利用した医薬品の適正使用，安全対策の実施が可能となる。

　PMDAホームページ上での電子的な情報提供が基本であるが，より簡便に情報を得られるよう，「添文ナビ」が開発されている。「添文ナビ」は，医薬品，医療機器等の包装上のGS1バーコードまたは二次元コードを読み取り，PMDAホームページの「注意事項等情報」等を閲覧するものである。自身のモバイル端末にアプリをインストールして利用可能であり，利用方法の詳細な情報は，PMDA，厚生労働省等のホームページで確認することができる。

　製品に同梱されていた紙の添付文書は，2023年7月31日までに順次同梱されなくなり，日本病院薬剤師会では，関係団体と連携して「添文ナビ」の提供・普及に取り組んでいる。添付文書の電子化による医薬品適正使用の推進が期待される。

（参考資料：医薬品・医療機器等安全性情報382号）

〔R.A.〕

check 実際の添付文書に記載されている項目を読んで内容を確認する。

| 医薬品名 | |
|---|---|
| ☐ 作成または改訂年月日 | ☐ 副作用 |
| ☐ 日本標準商品分類番号 | ☐ 臨床検査結果に及ぼす影響 |
| ☐ 薬効分類名 | ☐ 過量投与 |
| ☐ 規制区分 | ☐ 適用上の注意 |
| ☐ 名称 | ☐ その他の注意 |
| ☐ 警告 | ☐ 薬物動態 |
| ☐ 禁忌 | ☐ 臨床成績 |
| 　（次の患者には投与しないこと） | ☐ 薬効薬理 |
| ☐ 組成・性状 | ☐ 有効成分に関する理化学的知見 |
| ☐ 効能または効果 | ☐ 取扱い上の注意 |
| ☐ 効能または効果に関連する注意 | ☐ 承認条件 |
| ☐ 用法および用量 | ☐ 包装 |
| ☐ 用法および容量に関連する注意 | ☐ 主要文献 |
| ☐ 重要な基本的注意 | ☐ 文献請求先および問い合わせ先 |
| ☐ 特定の背景を有する患者に | ☐ 保険給付上の注意 |
| 　関する注意 | ☐ 製造販売業者等 |
| ☐ 相互作用 | |

メモ 医薬品インタビューフォームを確認し，添付文書には記載されていない項目を記載する。

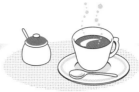

ちょっとブレイク・*Kaffeepause*・ちょっとブレイク・*Kaffeepause*

## 医療用医薬品の添付文書記載要領について

　医療用医薬品の添付文書記載要領については，2017年6月に記載要領が改訂され，2019年4月より新たな記載要領に準拠した添付文書に順次改訂されている。

　主な改定内容は，

(1)　「原則禁忌」の廃止

(2)　「慎重投与」の廃止

(3)　「高齢者への投与」，「妊婦，産婦，授乳婦等への投与」，「小児等への投与」の廃止

(4)　「特定の背景を有する患者に関する注意」の新設

(5)　項目の通し番号の設定

であり，特に(4)に関しては患者背景が細かく分けられている。

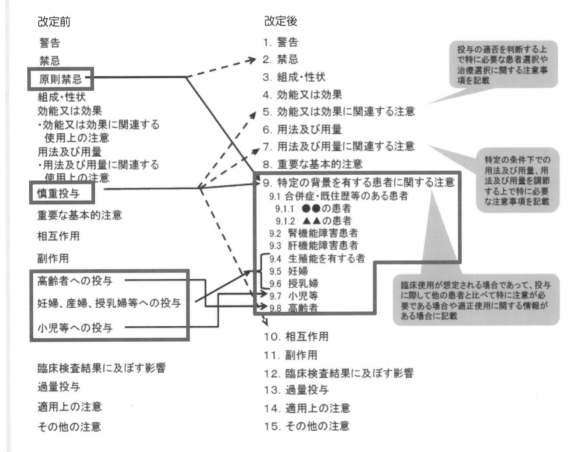

　経過措置満了の2024年3月31日までにはすべて新記載要領に基づく添付文書に切り替わることとなっている。

「医療用医薬品の添付文書等の記載要領について」

(平成29年6月8日付け薬生発0608第1号厚生労働省医薬・生活衛生局長通知)

〔R.A.〕

医薬品情報管理

4

> **メモ** 実習病院において使用頻度の高い情報源を選択し，その記載内容を確認し，記載のある項目に〇印をつける。

| | | 一般名／商品名 | 剤形 | 識別コード | 薬効薬理 | 適応症／効能効果 | 通常用法・用量 | 特殊病態下の用法・用量 | 妊婦・授乳婦・小児への投与 | 副作用 | 禁忌・相互作用 | 配合変化 | 粉砕・経管投与 | 過量投与・中毒 | 体内動態 | 病態・生理・治療法 | 薬価 | その他 |
|---|---|---|---|---|---|---|---|---|---|---|---|---|---|---|---|---|---|---|
| 1 | JAPIC 医療用医薬品集（丸善出版） | | | | | | | | | | | | | | | | | |
| 2 | 今日の治療薬（南江堂） | | | | | | | | | | | | | | | | | |
| 3 | Physician's Desk Reference (Physician's Desk Reference) | | | | | | | | | | | | | | | | | |
| 4 | 急性中毒情報ファイル（廣川書店） | | | | | | | | | | | | | | | | | |
| 5 | 実践　妊娠と薬（じほう） | | | | | | | | | | | | | | | | | |
| 6 | 薬剤の母乳への移行（南山堂） | | | | | | | | | | | | | | | | | |
| 7 | 注射薬調剤監査マニュアル（エルゼビア・ジャパン） | | | | | | | | | | | | | | | | | |
| 8 | 今日の治療指針（医学書院） | | | | | | | | | | | | | | | | | |
| 9 | MSD マニュアル（MSD） | | | | | | | | | | | | | | | | | |
| 10 | Applied Therapeutics：The Clinical Use of Drugs (Lippincott Williams & Wilkins) | | | | | | | | | | | | | | | | | |
| 11 | グッドマン・ギルマン薬理書（廣川書店） | | | | | | | | | | | | | | | | | |
| 12 | 腎機能別薬剤使用マニュアル（じほう） | | | | | | | | | | | | | | | | | |
| 13 | 保険薬事典　Plus⁺（じほう） | | | | | | | | | | | | | | | | | |
| 14 | 軟膏・クリーム配合変化ハンドブック（じほう） | | | | | | | | | | | | | | | | | |
| 15 | | | | | | | | | | | | | | | | | | |
| 16 | | | | | | | | | | | | | | | | | | |
| 17 | | | | | | | | | | | | | | | | | | |
| 18 | | | | | | | | | | | | | | | | | | |
| 19 | | | | | | | | | | | | | | | | | | |
| 20 | | | | | | | | | | | | | | | | | | |
| | | | | | | | | | | | | | | | | | | |
| | | | | | | | | | | | | | | | | | | |

② 医薬品情報の整理，保管方法を理解する。

メモ　*実習病院における医薬品情報の整理，保管方法を記載する。また，特に工夫されている点があれば記載する。*

---

### 3 医薬品情報の評価・加工

医薬品情報の評価の必要性を理解する。

メモ　*医薬品製品情報概要（パンフレット）の記載内容について，元文献（参考文献）と比較を行い，表現の違いなどを考察する。*

| 医薬品名 |
| --- |
|  |

| 文献 |
| --- |
|  |

| 考察 |
| --- |
|  |

メモ　実習病院における代表的な同種同効薬について，添付文書や医薬品インタビューフォーム
などを用いて，有効性や安全性などの観点から比較表を作成する。

メモ　実習病院で行われた製薬企業のヒアリングに参加し，得られた医薬品情報を記載する。

| | |
|---|---|
| 医薬品名・規格 | |
| 製薬企業名 | |
| 薬効分類 | |
| 医薬品の特徴 | |

NOTE

## 4 医薬品情報の提供

① 質疑に対する情報提供の手順を理解するとともに，情報提供を行ううえでの注意点を理解する。

check 質疑対応時の手順におけるポイントおよび注意点を確認する。

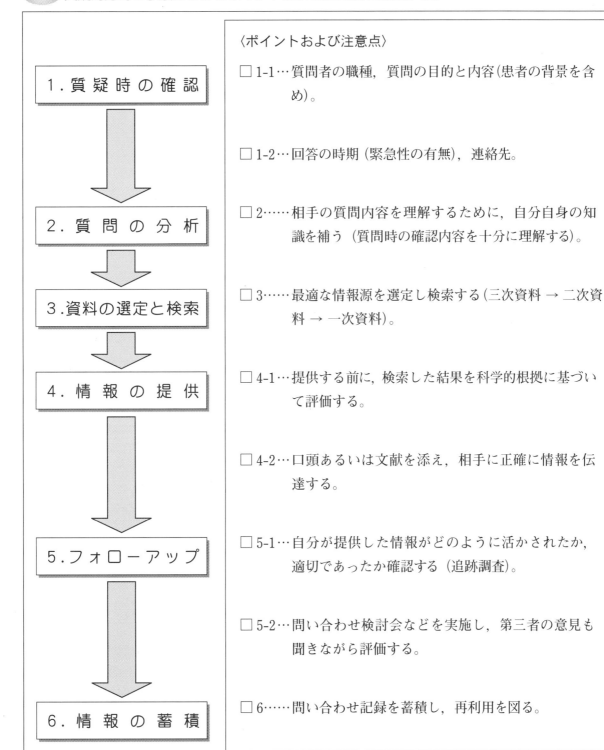

〈ポイントおよび注意点〉

□ 1-1…質問者の職種，質問の目的と内容（患者の背景を含め）。

□ 1-2…回答の時期（緊急性の有無），連絡先。

□ 2……相手の質問内容を理解するために，自分自身の知識を補う（質問時の確認内容を十分に理解する）。

□ 3……最適な情報源を選定し検索する（三次資料 → 二次資料 → 一次資料）。

□ 4-1…提供する前に，検索した結果を科学的根拠に基づいて評価する。

□ 4-2…口頭あるいは文献を添え，相手に正確に情報を伝達する。

□ 5-1…自分が提供した情報がどのように活かされたか，適切であったか確認する（追跡調査）。

□ 5-2…問い合わせ検討会などを実施し，第三者の意見も聞きながら評価する。

□ 6……問い合わせ記録を蓄積し，再利用を図る。

フローチャート：
1. 質疑時の確認 → 2. 質問の分析 → 3. 資料の選定と検索 → 4. 情報の提供 → 5. フォローアップ → 6. 情報の蓄積

**4**

医薬品情報管理

メモ　*実習病院における質疑記録などの保管管理の方法，薬剤部内での情報共有方法を記載する。*

（空欄）

② 問い合わせに対する回答作成を体験し，適切な回答方法を理解する。

メモ　*薬剤鑑別を行い，必要事項を記載する。*

| 識別コード | 識別コード |
|---|---|
| 商品名・成分名・規格 | 商品名・成分名・規格 |
| 薬効・薬理 | 薬効・薬理 |
| 実習病院採用の有無　（有・無） | 実習病院採用の有無　（有・無 ） |
| 代替え薬 | 代替え薬 |

**メモ** *実習病院において，過去にあった問い合わせ例について回答する。*

〈問い〉


〈情報源〉


〈回答〉


〈回答後の処理〉

メモ　薬物中毒患者に関する問い合わせ例について回答する。

〈問い〉

〈情報源〉

〈回答〉

〈回答後の処理〉

メモ　薬物中毒患者に関する問い合わせ例について回答する。

〈問い〉

③ 能動的な情報提供の方法を理解する。

**メモ** *実習病院で行われている能動的な情報提供を確認し，提供方法（発行頻度・記載内容など）を記載する。*

| | |
|---|---|
| ☐ 院内採用医薬品集<br>〈発行頻度〉<br>〈記載内容〉 | ☐ DI ニュース<br>〈発行頻度〉<br>〈記載内容〉 |
| ☐ 添付文書改訂情報<br>〈提供方法〉 | ☐ 新規採用薬情報<br>〈提供方法〉 |
| ☐ 緊急安全性情報<br>〈提供方法〉 | ☐ 医薬品・医療機器等安全性情報<br>〈提供方法〉 |
| ☐ 安全性速報<br>〈提供方法〉 | ☐ 不良品回収<br>〈提供方法〉 |
| ☐ 製造中止情報<br>〈提供方法〉 | ☐ その他（　　　　　　） |
| ☐ その他 | |

メモ　医薬品情報管理業務の実習を通して，自分が必要と考える能動的な情報提供方法，およびその内容を記載する。

情報提供方法

情報提供内容

メモ　医薬品に関するトピックス，新薬情報などを含めた DI ニュースを作成してみる。

④薬剤師が薬事委員会に参画する意義を考え，薬事委員会における薬剤師の役割を理解する。

メモ 実習病院での医薬品採用申請から採用までの流れを記載する。

メモ 薬事委員会の役割（目的）を記載する。

メモ 実習病院における薬事委員会での主な審議事項を記載するとともに，薬剤師がどのように
かかわっているかを，薬剤師が参画するメリットも含め記載する。

審議事項

薬剤師のかかわり

4

医薬品情報管理

## 5 副作用情報収集システム

① 医薬品・医療機器等安全性情報報告制度を理解する。

check 医薬品・医療機器等安全性情報報告制度の概略を理解する。

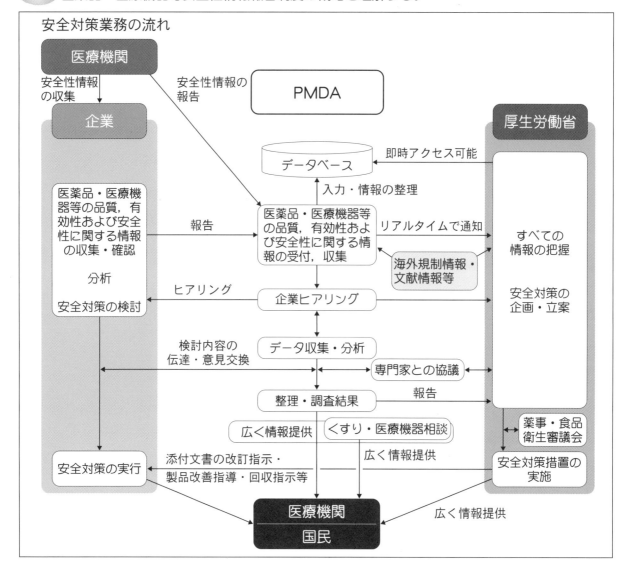

NOTE

② 副作用情報収集システムの種類とその内容を理解する。

**check** *主な副作用情報収集システムの種類とその内容を理解する。*

| 副作用情報収集システム | 簡単な内容 |
| --- | --- |
| 医薬品・医療機器等安全性情報報告制度 | 医薬品または医療機器の使用によって発生する健康被害などの情報（副作用情報，感染症情報および不具合情報）を「医薬品，医療機器等の品質，有効性及び安全性の確保等に関する法律」に基づき医薬関係者などが直接厚生労働大臣に報告する制度。すべての医療機関および薬局を対象とし，薬局開設者，病院もしくは診療所の開設者または医師，歯科医師，薬剤師，その他病院などにおいて医療に携わる者のうち，業務上医薬品または医療機器を取り扱う者が報告者となる。 |
| 製造販売後調査<br>（PMS） | ●**使用成績調査**<br>　医療機関から収集した情報を用いて，診療において，医薬品の副作用による疾病等の種類別の発現状況並びに品質，有効性及び安全性に関する情報の検出又は確認のために行う調査。<br>　・一般使用成績調査<br>　　医薬品を使用する者の条件を定めることなく行う調査（使用成績比較調査を除く）。<br>　・特定使用成績調査<br>　　小児，高齢者，妊産婦，腎機能障害又は肝機能障害を有する者，医薬品を長期に使用する者その他医薬品を使用する者の条件を定めて行う調査（使用成績比較調査を除く）。<br>　・使用成績比較調査<br>　　特定の医薬品を使用する者の情報と当該医薬品を使用しない者の情報とを比較することによって行う調査。<br>●**製造販売後データベース調査**<br>　医療情報データベースを用い，医薬品の副作用による疾病等の種類別の発現状況並びに品質，有効性及び安全性に関する情報の検出又は確認のために行う調査。<br>●**製造販売後臨床試験**<br>　治験，使用成績調査，製造販売後データベース調査の成績に関する検討を行った結果，得られた推定等を検証し，又は診療においては得られない情報を収集するため，承認された用法，用量，効能・効果に従い行う試験。<br>●**市販直後調査**<br>　新医薬品を対象に，発売開始直後の6カ月間において，医薬品情報担当者（MR）が医師などを定期的に訪問するなどにより，注意深い使用を促すとともに，当該医薬品に関する重篤な副作用，感染症情報を迅速かつ可能な限り網羅的に把握し，必要な安全対策を講じるために行う調査。<br><br>PMS：Post-Marketing Surveillance, MR：Medical Representative |

**メモ** 実習病院での過去の副作用症例に基づいて，医薬品安全性情報報告書を作成する。

別紙1　様式①

### 医薬品安全性情報報告書

| □ 医療用医薬品 | | | |
| □ 要指導医薬品 | | | |
| □ 一般用医薬品 | | | |

☆医薬品医療機器法に基づいた報告制度です。
記入前に裏面の「報告に際してのご注意」をお読みください。

化粧品等の副作用等は、様式②をご使用ください。健康食品の使用によると疑われる健康被害については、最寄りの保健所へご連絡ください。

**患者情報**

| 患者イニシャル | 性別 | 副作用等発現年齢 | 身長 | 体重 | 妊娠 |
|---|---|---|---|---|---|
| | □男 □女 | 歳（乳児：　ヶ月　週） | cm | kg | □無 □有（妊娠　週）□不明 |

| 原疾患・合併症 | 既往歴 | 過去の副作用歴 | 特記事項 |
|---|---|---|---|
| 1. | 1. | □無・□有<br>医薬品名：<br>副作用名：<br>□不明 | 飲酒 □有（　）□無 □不明<br>喫煙 □有（　）□無 □不明<br>アレルギー□有（　）□無 □不明<br>その他（　） |
| 2. | 2. | | |

**副作用等に関する情報**

| 副作用等の名称又は症状、異常所見 | 副作用等の重篤性<br>「重篤」の場合、＜重篤の判定基準＞の該当する番号を（ ）に記入 | 発現期間<br>（発現日～転帰日） | 副作用等の転帰<br>後遺症ありの場合、（ ）に症状を記入 |
|---|---|---|---|
| 1. | □重篤→（　）<br>□非重篤 | 年　月　日<br>～<br>年 ’月　日 | □回復 □軽快 □未回復<br>□死亡 □不明<br>□後遺症あり（　） |
| 2. | □重篤→（　）<br>□非重篤 | 年　月　日<br>～<br>年　月　日 | □回復 □軽快 □未回復<br>□死亡 □不明<br>□後遺症あり（　） |

＜重篤の判定基準＞ ①：死亡 ②：障害 ③：死亡につながるおそれ ④：障害につながるおそれ ⑤：治療のために入院又は入院期間の延長 ⑥：①～⑤に準じて重篤である ⑦：後世代における先天性の疾病又は異常

＜死亡の場合＞被疑薬と死亡の因果関係：□有 □無 □不明　＜胎児への影響＞□影響あり □影響なし □不明

**被疑薬及び使用状況に関する情報**

| 被疑薬（副作用との関連が疑われる医薬品の販売名） | 製造販売業者の名称（業者への情報提供の有無） | 投与経路 | 1日投与量（1回量×回数） | 投与期間（開始日～終了日） | 使用理由（疾患名、症状名） |
|---|---|---|---|---|---|
| | （□有□無） | | | ～ | |
| | （□有□無） | | | ～ | |
| | （□有□無） | | | ～ | |

└ 最も関係が疑われる被疑薬に○をつけてください。

併用薬（副作用発現時に使用していたその他の医薬品の販売名 可能な限り投与期間もご記載ください。）

副作用等の発現及び処置等の経過（記入欄が不足する場合は裏面の報告者意見の欄等もご利用ください。）

年　月　日

※被疑薬投与前から副作用等の発現後の全経過において、関連する状態・症状、検査値等の推移、診断根拠、副作用に対する治療・処置、被疑薬の投与状況等を経時的に記載してください。検査値は下表もご利用ください。

副作用等の発現に影響を及ぼすと考えられる上記以外の処置・診断：□有 □無
　有りの場合→ □放射線療法 □輸血 □手術 □麻酔 □その他（　）
再投与：□有 □無　有りの場合→ 再発：□有 □無　ワクチンの場合、ロット番号（　）
一般用医薬品の場合：□薬局等の店頭での対面販売 □インターネットによる通信販売
　購入経路→ □その他（電話等）の通信販売 □配置薬 □不明 □その他（　）

報告日：　年　月　日（既に医薬品医療機器総合機構へ報告した症例の続報の場合はチェックしてください。→□）
報告者 氏名：　　　　　　　　　　　施設名（所属部署まで）：
　　　　（職種：□医師、□歯科医師、□薬剤師、□看護師、□その他（　））
住所：〒

電話：　　　　　FAX：

医薬品等副作用被害救済制度及び生物由来製品感染等被害救済制度について：患者が請求予定 □患者に紹介済み □患者の請求予定はない □制度対象外（抗がん剤等、非入院相当ほか）□不明、その他
※一般用医薬品（抗がん剤等を含めた医薬品（抗がん剤等の一部の除外医薬品を除く。）の副作用等による重篤な健康被害については、医薬品等副作用被害救済制度又は生物由来製品等感染等被害救済制度があります（詳細は裏面）。

➤ FAX又は電子メールでのご報告は、下記までお願いします。両面ともお送りください。
（FAX：0120-395-390 電子メール：anzensei-hokoku@pmda.go.jp 医薬品医療機器総合機構安全第一部情報管理課宛）

---

**報告者意見**（副作用歴、薬剤投与状況、検査結果、

**検査値**（投与前、発現日、転帰日の副作

| 検査日 | / |
|---|---|
| 検査項目(単位) | |
| | |
| | |
| | |
| | |

---

「報告に際してのご注意」

➤ この報告制度は、医薬品、医療機器等〔…〕号）第68条の10第2項に基づき、医〔…〕者が保健衛生上の危害発生の防止〔…〕の因果関係が必ずしも明確でない場〔…〕

➤ なお、医薬部外品、化粧品によると〔…〕②をご使用ください。

➤ 各項目については、可能な限り埋めていただくことで構いません。

➤ 報告された情報については、独立行政法人医薬品医療機器総合機構（以下「機構（PMDA）」という。）は、情報の整理又は調査の結果を厚生労働大臣に通知します。また、原則として、機構（PMDA）からその医薬品を供給する製造販売業者等へ情報提供します。機構（PMDA）又は当該製造販売業者は、報告を行った医療機関等に対し詳細調査を行う場合があります。

➤ 報告された情報について、安全対策の一環として広く情報を公表することがありますが、その場合には、施設名及び患者のプライバシー等に関する部分は除きます。

➤ 健康食品・無承認無許可医薬品による疑いのある健康被害については最寄りの保健所へご連絡ください。

➤ 記入欄が不足する場合は、別紙に記載し、報告書に添付いただくか、各欄を適宜拡張して記載願います。

➤ FAX、郵送又は電子メールにより報告いただく際には、所定の報告用紙のコピーを使用されるか、インターネットで用紙を入手してください。（http://www.pmda.go.jp/safety/reports/hcp/pmd-act/0002.html）

➤ 医薬品の副作用等による健康被害については、医薬品等副作用救済制度又は生物由来製品等感染等被害救済制度があります〔お問い合わせ先 0120-149-931（フリーダイヤル）。詳しくは機構（PMDA）のホームページ（http://www.pmda.go.jp/relief-services/index.html）をご覧ください。また、報告される副作用等がこれらの制度の対象となると思われるときには、その患者にこれらの制度を紹介願います。ただし、報告された医薬品が抗がん剤等の対象除外医薬品である場合や、副作用等による健康被害が入院相当の治療を要さない場合には、制度の対象とはなりません。また、法定予防接種による健康被害は、予防接種後健康被害救済制度の対象となり、これらの救済制度の対象外となるため、具体的には市町村に問い合わせていただくよう紹介ください。

➤ 施設の住所は安全性情報受領確認書の送付に使用しますので、住所もご記入ください。

➤ ご報告は医薬品医療機器総合機構安全第一部情報管理課宛にお願いします。両面ともお送りください。
郵送：〒100-0013 東京都千代田区霞が関3-3-2 新霞が関ビル
FAX：0120-395-390
電子メール：anzensei-hokoku@pmda.go.jp

---

NOTE

---

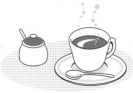

ちょっとブレイク・*Kaffeepause*・ちょっとブレイク・*Kaffeepause*

# 添付文書とRMPの違いは？

　医薬品リスク管理計画書（RMP：Risk Management Plan）とは，「開発」，「審査」，「市販後」の一連のリスク管理をひとつにまとめた文書のことである。「開発～審査」から「市販後」へのリスク管理の架け橋を担う文書とも言える。

　治験時の症例数は限られているため，医薬品との因果関係が確認できたリスクもあれば，関連は疑わしいが十分に確認しきれないリスクも存在する。また，高齢者や小児など，症例数が少ないために情報が不足している場合もある。

　添付文書もRMPもリスクが記載された文書であるが，図のように記載されているリスクの種類が異なっている。既に確認されたリスクだけでなく，潜在的リスクや不足情報が記載されているのがRMPの特徴の1つと言える。

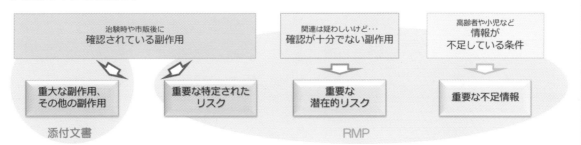

　「RMPの概要」にはRMPの記載内容が目次のように1ページにまとまっている。各項目をクリックすると，詳細ページに移動する。

　RMPは医薬品市販後に新たに安全性の懸念が判明した場合や，各活動に対して設定された節目の時期に，医薬品のベネフィット・リスクバランスを評価し，適正に見直される。

　RMPを臨床現場で実践し，特定されたリスクの検証，重要な潜在的リスクの検証，重要な不足情報を収集することが，医薬品の適正使用の推進や安全性の充実のために極めて重要である。そのために医療現場でのRMP活用を推進していく必要がある。

（参考文献：3分でわかる！RMP講座第3版）

〔R.A.〕

NOTE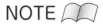

## NOTE

# 第 5 章
# 薬剤管理指導と病棟薬剤業務

## ● 学習のポイント ●

　薬剤管理指導では，入院患者の同意のもと担当薬剤師の指導を受けながら，服薬指導，副作用モニタリング，その他の薬学的管理を実施し，入院患者に対する接遇，患者の理解度・問題点に応じた薬剤の説明方法を学ぶことにより，有効性と安全性の高い薬物療法を提供するための基本的知識・技能・態度を習得する。さらに，退院後の適切な薬物療法への移行のために，退院時薬剤情報提供や薬・薬連携の重要性を学ぶ。

　また，病棟薬剤業務では，病棟薬剤師が病棟における薬物療法や医薬品管理全般にかかわることにより，他職種と連携して薬物療法の有効性や安全性に寄与していることを学び，薬剤師の職能を活かして医療チームの一員として貢献するための知識・技能・態度を習得する。

---

　医療機関に勤務する薬剤師がチーム医療の担い手として活動するために，病棟などでの薬剤管理や，医師・看護師・医療スタッフと患者・家族の間に立ち服薬指導を行うなどの業務を実施する。
　また，医薬品の安全性確保や質の高い薬物療法への参画を通じ，他職種と連携してチーム医療における協働を進める。

### ＜薬物療法における医師と薬剤師の協働＞

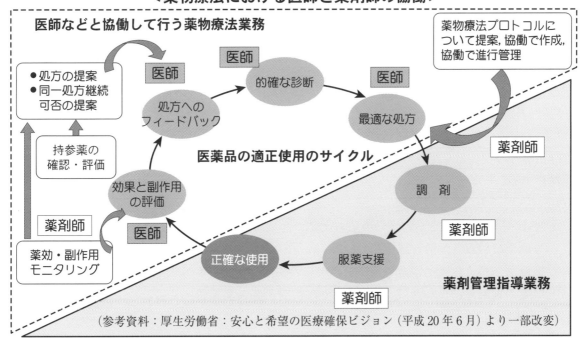

（参考資料：厚生労働省：安心と希望の医療確保ビジョン（平成 20 年 6 月）より一部改変）

### 《薬剤管理指導と診療報酬（一部抜粋）》

**薬剤管理指導料**

　薬剤管理指導では，下記の施設基準に適合しているものとして地方社会保険事務局長に届け出た保険医療機関において，薬剤師が医師の同意を得て薬剤管理指導記録に基づき入院患者に対して直接服薬指導，服薬支援その他の薬学的管理指導（処方された薬剤の投与量，投与方法，投与速度，相互作用，重複投薬，配合変化，配合禁忌等に関する確認並びに患者の状態を適宜確認することによる効果，副作用等に関する状況把握を含む）を行った場合に週1回に限り算定することができる。

　さらに，麻薬の投薬又は注射が行われている患者に対して，麻薬の使用に関し，必要な薬学的管理指導を行った場合は，1回につき所定点数に50点を加算する。

〈算定点数〉

　1：特に安全管理が必要な医薬品が投薬又は注射されている患者に対して行う場合：380点

　2：1の患者以外の患者に対して行う場合：325点

**施設基準**

1．常勤の薬剤師が2人以上配置され，薬剤管理指導に必要な体制がとられている。

2．医薬品情報の収集及び伝達を行うための専用施設（医薬品情報管理室）を有し，常勤の薬剤師が1人以上配置されている。

3．医薬品情報管理室の薬剤師が，有効性・安全性等薬学的情報管理及び医師に対する情報提供を行っている。

4．入院患者ごとに薬剤管理指導記録を作成し，投薬又は注射に際して必要な薬学的管理指導（副作用に関する状況把握を含む）を行い，必要事項を記入するとともに，当該記録に基づく適切な患者指導を行っている。

5．投薬・注射の管理は，原則として，注射薬についてもその都度処方せんにより行うものとするが，緊急やむを得ない場合においてはこの限りではない。

6．当該基準については，やむを得ない場合に限り，特定の診療科につき区別して届出を受理して差し支えない。

**情報提供**

　患者に投薬された医薬品についての医薬品緊急安全性情報，安全性速報，医薬品・医療機器等安全性情報を速やかに，主治医に対して文書で提供する。また，必要に応じ，患者に対する薬学的管理指導を行う。

**薬剤管理指導記録の記載事項と保存**

　患者の氏名，生年月日，性別，入院年月日，退院年月日，診療録の番号，投薬・注射歴，副作用歴，アレルギー歴，薬学的管理指導の内容，患者への指導及び患者からの相談事項，薬剤管理指導等の実施日，記録の作成日及びその他の事項を記載し，最後の記入の日から最低3年間保存する。

**麻薬管理指導記録の記載事項**

　薬剤管理指導記録にさらに次の事項の記載が必要となる。

　　① 麻薬に係る薬学的管理指導の内容（麻薬の服薬状況，疼痛緩和の状況等）

　　② 麻薬に係る患者への指導及び患者からの相談事項

　　③ その他麻薬に係る事項

### 退院時薬剤情報管理指導料

　入院時に服薬中の医薬品について確認するとともに，入院中に使用した主な薬剤の名称（副作用が発現した場合については，副作用の概要，講じた措置等を含む）に関して患者の手帳に記載した上で，退院に際して患者又はその家族等に退院後の薬剤の服薬等に必要な指導を行った場合に，退院日に限り 90 点を算定する。

（2021 年 11 月時点）

## 《病棟薬剤業務と診療報酬（一部抜粋）》

### 病棟薬剤業務実施加算

　1：一般病棟，療養病棟，精神病棟など

　2：救命病棟，集中治療室など

　病棟薬剤業務実施加算とは，薬剤師が医療従事者の負担軽減及び薬物療法の有効性，安全性の向上に資する業務（以下，「病棟薬剤業務」という）を実施していることを評価したものであり，病棟専任の薬剤師が病棟薬剤業務を 1 病棟 1 週間につき 20 時間相当以上（複数の薬剤師が 1 つの病棟において実施する場合には，当該薬剤師が実施に要した時間を全て合算して得た時間が 20 時間相当以上）実施している場合に，病棟薬剤業務実施加算 1 は週 1 回に限り 100 点，病棟薬剤業務実施加算 2 は 1 日につき 80 点を加算する。

### 病棟薬剤業務実施加算 1 の施設基準（2：省略）

　1．病棟ごとに専任の薬剤師を配置している。

　2．薬剤師が実施する病棟における薬剤関連業務につき，医療従事者の負担軽減並びに薬物療法の有効性及び安全性に資するために十分な時間が確保されている。ただし薬剤管理指導料算定のための業務に要する時間は含まれないものとする。

　3．医薬品情報の収集及び伝達を行うための専用施設（医薬品情報管理室等）を有する。

　4．当該保険医療機関における医薬品の使用に係る状況を把握するとともに，医薬品の安全性に係る重要な情報を把握した際に，速やかに必要な措置を講じる体制を有している。

　5．薬剤管理指導料の施設基準に係る届出を行っている保険医療機関である。

### 病棟業務日誌

　病棟専任の薬剤師は，「別紙様式 30」又はこれに準じた当該病棟に係る病棟薬剤業務日誌を作成・管理し，記入の日から 5 年間保存しておくこと。

　また，患者の薬物療法に直接的に関わる業務については，可能な限り，その実施内容を診療録にも記録すること。

（2021 年 11 月時点）

5

薬剤管理指導と病棟薬剤業務

## 💬 実習ポイント

### 1 病棟における薬剤師の業務

- 薬剤管理指導や病棟薬剤業務実施の工程（流れ）を理解する。
- 薬剤管理指導実施に関する医師の同意確認の方法，書式などを確認する。
- 病棟薬剤業務の内容を理解する。
- 薬剤管理指導算定上，特に安全管理が必要な医薬品（ハイリスク薬）に分類された医薬品を理解する。

### 2 患者情報の収集

- 患者情報を収集するための情報源を確認し，情報収集するうえでのポイントを理解する。
- 医療スタッフが日常使用する専門用語や医療用略語を理解する。
- 診療録，看護記録からの情報収集のポイントを学び理解する。
- 得られた患者情報，プライバシーは保護されなければならないことを認識する。

### 3 持参薬確認

- 持参薬確認の必要性を理解する。
- 持参薬を確認する。
- 他職種への持参薬に関する情報提供内容を理解する。

### 4 初回面談

- 患者に対する接遇における留意点を理解する。
- カウンセリングテクニックの必要性を理解する。
- 診療録などから事前に収集した患者情報をもとに，初回面談時に確認すべき事項を理解する。
- 初回面談時に得た情報について他職種と共有する必要性を理解する。

### 5 薬剤管理指導方針の検討

- POS に基づいた薬剤管理指導方針の立て方（工程）を理解する。
- 薬剤管理指導方針の検討を行ううえでの留意点を理解する。

### 6 薬剤管理指導の実施・評価

- 薬剤管理指導業務を実施（見学）し，薬学的管理の内容，患者の理解度・問題点に応じた指導方法を理解する。
- 実施（見学）した薬剤管理指導結果の評価方法，内容を理解する。
- 薬剤管理指導実施（見学）時に得た情報について他職種と共有する必要性を理解する。

### 7 薬剤管理指導記録の作成

- ●薬剤管理指導記録の記載事項を確認する。
- ●薬歴管理の必要性を理解する。
- ●薬剤管理指導記録の記載方法（SOAP）を理解する。

### 8 薬学的介入とプレアボイド報告制度

- ●薬学的介入の内容と必要性を理解する。
- ●プレアボイド報告制度を理解する。

### 9 他職種との情報共有

- ●医師・看護師など他職種との意見統一の必要性を理解する。
- ●看護師の申し送り，医師の回診やカンファレンスへの薬剤師の参加の必要性を理解する。

### 10 病棟薬剤業務日誌の作成

- ●病棟薬剤業務実施加算算定の有無にかかわらず，病棟で行った業務に関して日誌に記載する内容を確認する。

### 11 退院時服薬指導と薬・薬連携

- ●退院時，患者（家族），保険調剤薬局などに情報提供すべき内容を理解する。
- ●薬・薬連携の重要性を理解する。

5

薬剤管理指導と病棟薬剤業務

NOTE 📖

**☕ 実務の習得**

### 1 病棟における薬剤師の業務

① 薬剤管理指導や病棟薬剤業務実施の工程（流れ）を理解する。

**メモ** 実習病院における薬剤管理指導や病棟薬剤業務の工程を順に記載する。

② 薬剤管理指導実施に関する医師の同意確認の方法，書式などを確認する。

　薬剤管理指導業務は医師の同意を得て実施する。医師の同意を明確にするため，同意書または依頼書の提出などが行われている。また，電子カルテに医師の同意確認について記載されている。

**メモ** *実習病院の同意確認の方法，同意書または依頼書などの記載事項を記載する。*

**5**

薬剤管理指導と病棟薬剤業務

## 〈薬剤管理指導依頼書（例）〉

薬剤管理指導依頼書

患者
ID

年　　　月　　　日

IDカードプリント

| 患者氏名 | | 男 | | | |
|---|---|---|---|---|---|
| | 様 | 女 | 才 | 科 | 病棟 |
| 病名 | | | 入院日 | ・ | ・ |
| | | | 退院予定日 | ・ | ・ |

| 依頼事項 | 主治医 |
|---|---|
| 1　服薬全般の指導 | 病名の告知　　　既・未 |
| 2　用法・用量など服用方法 | 薬品名の告知　　可・不可 |
| 3　薬効 | 主治医・依頼医より |
| 　　薬品名（　　　　　　　） | 【特に注意すること、 |
| 4　副作用 | 　　　希望することなど】 |
| 　　薬品名（　　　　　　　） | |
| 5　相互作用 | |
| 6　自己管理への移行 | |
| 7　アドヒアランス向上 | |
| 8　患者がお薬相談を希望 | |
| 9　退院時指導 | |
| 10　その他 | |

薬に関する患者の問題点
1　理解力不足
2　病識がない
3　忘れっぽい
4　言うことをきかない
5　自己判断で中止する
6　神経質
7　その他

病名未告知の場合の
ムンテラ（療法説明）
内容や医師からの要
望などが書かれます。

指導形式
1　個人
2　家族同席
3　家族
4　その他（　　　　　　　）

依頼医師＿＿＿＿＿＿＿＿＿

主治医以外の医師の
場合もあります。

特記事項

看護師からの連絡事項、家族の来
院日・時間などが書かれます。

担当薬剤師＿＿＿＿＿＿＿＿＿

○○病院

134

③ 病棟薬剤業務の内容を理解する。

　薬剤管理指導業務は主に投薬以後における患者に対する業務であることに対し，病棟薬剤業務は主に投薬前における患者に対する業務，医薬品の情報および管理に関する業務，医療スタッフとのコミュニケーションである。

**メモ** *次に挙げる業務について実習病院でどのように実施しているか記載する。*

| 患者背景および持参薬の確認とその評価に基づく処方設計と提案 |
| --- |
| 患者状況の把握と処方提案 |
| 医薬品の情報収集と医師への情報提供など |
| 薬剤に関する相談体制の整備 |
| 副作用などによる健康被害が発生した時の対応 |
| 他職種との連携 |
| 医薬品の投与・注射状況の把握 |
| 病棟配置薬，救急蘇生カートなどの適正な保管・管理 |

（参考資料：日本病院薬剤師会：薬剤師の病棟業務の進め方（Ver.1.2）. 平成28年6月4日）

④ 薬剤管理指導算定上，特に安全管理が必要な医薬品（ハイリスク薬）に分類された医薬品を理解する。

　ハイリスク薬は実習病院においてさまざまな考え方があり，定義が異なる場合もあるが，ここでは診療報酬上の「ハイリスク薬」について理解を深める。

**メモ** ハイリスク薬の代表的な医薬品と薬学的管理で特に注意すべき点を記載する。

| 医薬品分類 | 実習病院における代表的な医薬品 | 薬学的管理上の主な注意点 |
|---|---|---|
| 抗悪性腫瘍剤 | | |
| 免疫抑制剤 | | |
| 不整脈用剤 | | |
| 抗てんかん剤 | | |
| 血液凝固阻止剤（内服薬に限る） | | |
| ジギタリス製剤 | | |
| テオフィリン製剤 | | |
| カリウム製剤（注射薬に限る） | | |
| 精神神経用剤 | | |
| 糖尿病用剤 | | |
| 膵臓ホルモン剤 | | |
| 抗HIV薬 | | |

（参考資料：日本病院薬剤師会：ハイリスク薬に関する業務ガイドライン（Ver.2.2）．平成28年6月4日）

## 2 患者情報の収集

① 患者情報を収集するための情報源を確認し，情報収集するうえでのポイントを理解する。

**メモ** *実習で担当する患者の情報収集において情報源としているものと，そこから得られる情報内容を記載する。*

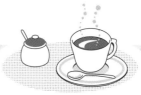

### CDTMとは

ちょっとブレイク・Kaffeepause・ちょっとブレイク・Kaffeepause

CDTM は「Collaborative Drug Therapy Management：共同薬物治療管理」の略称で，医師と薬剤師が特定の患者の治療に関する契約を結び，作成したプロトコルに従って薬剤師が主体的に患者の薬物療法を管理することであり，米国の一部の州では 1970 年代から実施されている。日本では，2010年（平成 22 年）4 月 30 日に発出された厚生労働省医政局通知「医療スタッフの協働・連携によるチーム医療の推進について」が背景となり，薬剤師の業務拡大が進む中で注目されている。

　例えば，がん化学療法における副作用対策では，「強い嘔吐などの副作用が起こった場合には，薬剤師が制吐薬の追加，変更を行えることを基本方針に明記する」などが挙げられる。CDTM はあくまでも医師と共同で治療を行うことが基本であり，薬剤師単独の自由な裁量で行えるものではないことを理解しておく必要がある。つまり，CDTM とはチーム医療を効果的に進めるためのツールであり，医師との綿密なコミュニケーションを通じて治療の方向性や医師の考え方を確認し，入念なすり合わせを行ったうえで実施することが重要である。

〔Y. M.〕

5

薬剤管理指導と病棟薬剤業務

② 医療スタッフが日常使用する専門用語や医療用略語を理解する。

**check** 診療録または看護記録および他職種とのコミュニケーションの中で繁用される用語（略語），チェックする必要のある臨床検査値項目を理解する。

〈用語（略語）とその解説（例）〉

| | | | |
|---|---|---|---|
| □ アナムネ | 既往歴 | □ ポリペク | ポリープ切除術 |
| □ アンギオ | 血管造影 | □ マルク | 骨髄穿刺 |
| □ エコー | 超音波検査 | □ ムンテラ | 療法説明 |
| □ バイタル | 生命徴候 | □ メタ | 転移 |
| □ バルーン | 尿路留置用カテーテル | □ ルンバール | 腰椎穿刺 |
| □ ブロンコ | 気管支鏡検査 | □ ワイセ | 白血球 |

〈臨床検査項目（例）〉

血液学的
- □ RBC（赤血球）
- □ Hb（ヘモグロビン）
- □ WBC（白血球）
- □ PLT（血小板）

肝機能
- □ AST（GOT）
- □ ALT（GPT）
- □ ALP
- □ $\gamma$-GTP
- □ LDH
- □ アンモニア

腎機能
- □ BUN（尿素窒素）
- □ UA（尿酸）
- □ Cr（クレアチニン）

電解質
- □ Na
- □ K
- □ Mg
- □ Ca

その他
- □ アミラーゼ
- □ CRP
- □ HbA1c
- □ PT-INR

PT-INR：Prothrombin Time-International Normalized Ratio

（参考資料：カルテ用語集〔医学書院〕）

※繁用されるその他の医療用語については，「日常会話で用いられる医療用語」を参照（33頁）。

NOTE 📖

_____

_____

_____

_____

_____

_____

_____

③診療録，看護記録からの情報収集のポイントを学び理解する。

**メモ** *薬剤管理指導を実施するうえで特に重要と感じた患者情報とその理由を記載する。*

④得られた患者情報，プライバシーは保護されなければならないことを認識する。

**メモ** *体験，見学した情報収集を通して，守秘義務の必要性について自分の意見を記載する。*

5

薬剤管理指導と病棟薬剤業務

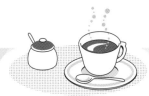

ちょっとブレイク・*Kaffeepause*・ちょっとブレイク・*Kaffeepause*

# DPCとは

　DPCは「Diagnosis Procedure Combination」，つまりDiagnosis（診断）とProcedure（治療・処置）のCombination（組み合わせ）の略称である。DPCはこの「病名（診断）」と「提供されたサービス（治療・処置）」の「組み合わせ」によって，さまざまな状態の患者を分類するツールとして，また，データ（根拠）に基づく意思決定と行動のツールとして用いることが可能である。データを数値化し，施設間で，あるいは経時的に比較することによって，また，適切な診療報酬体系や地域医療計画などの構築に資するデータ分析を行うことによって，医療の質の向上・改善を図ることができる。「良質な医療を公平かつ効率的に提供する」ために，DPCによって標準化されたデータが日常業務の中で大量に収集され，データの公開なども実施されている。

　DPC制度における診療報酬は包括評価部分と出来高評価部分に分かれていて，包括評価部分はいわゆるホスピタルフィー的要素，出来高評価部分はドクターフィー的要素となる。具体的には，手術料，麻酔料，1,000点以上の処置料などや手術や麻酔で用いた薬剤や医療材料が出来高で支払われ，それ以外の入院基本料，検査，画像診断，投薬，注射などはDPCごとに決められた1日当たりの診療報酬額が支払われる。

〔J.K.〕

NOTE 📖

## 3 持参薬確認

① 持参薬確認の必要性を理解する。

メモ　*実習病院における持参薬の確認工程（流れ）を記載する。*

メモ　*持参薬を活用するうえでのメリットとデメリットを考え，自分の意見をまとめる。*

メリット

デメリット

② 持参薬を確認する。

**メモ** 持参薬確認手順に従い，患者より受け取った持参薬を確認し，報告書を作成する。採用薬以
外の薬の場合は代替薬を提案する。

メモ 持参薬継続・中止の医師の指示を確認する。

③ 他職種への持参薬に関する情報提供内容を理解する。

メモ 担当看護師への情報提供内容を記載する。

NOTE 📖

## 4 初回面談

① 患者に対する接遇における留意点を理解する。

**メモ** *患者に対する接遇における留意点を記載する。*

　

② カウンセリングテクニックの必要性を理解する。

**メモ** *カウンセリングのポイントについて討議し，その内容を記載する。*

　

③ 診療録などから事前に収集した患者情報をもとに，初回面談時に確認すべき事項を理解する。

**メモ** *初回面談時に患者に確認すべき事項を記載する。*

④ 初回面談時に得た情報について他職種と共有する必要性を理解する。

**メモ** *初回面談を実施（見学）した際に得た患者情報について，どのような内容を他職種と共有し，どのようにフィードバックしているか記載する。*

---

## 5 薬剤管理指導方針の検討

> **《POS（Problem Oriented System：問題志向システム）》**
>
> 　まず患者情報を収集し，患者の抱えている問題点を明確にし，問題リストを作成する。次に問題ごとに目標を設定し，指導計画を立案し，実施・評価する。その内容を薬剤管理指導記録に問題ごとに SOAP 形式で記録する。
>
> SOAP：S（Subjective），O（Objective），A（Assessment），P（Plan）

① POS に基づいた薬剤管理指導方針の立て方（工程）を理解する。

| 患者が抱えている問題点を検討する | ADL，理解力，疾病，使用医薬品などにより患者が抱えている，または今後予想される問題について検討する。 |
| --- | --- |
|  | |
| 問題点ごとに指導目標を設定する | 問題点を検討したうえで，問題点ごとに患者を主体とした指導目標を設定する。 |
|  | |
| 指　導　プ　ラ　ン　を　検　討　す　る | 目標ごとに指導プランを立てる。 |

メモ 実際に実施（見学）した薬剤管理指導方針の立て方（工程）の実例を記載する。

問題点

指導目標

指導プラン

NOTE 📖

② 薬剤管理指導方針の検討を行ううえでの留意点を理解する。

メモ　*患者側の問題点とその指導方針の具体例を記載する。*

| 問題点 | 指導方針 |
|---|---|
|  |  |
|  |  |
|  |  |

**5**

薬剤管理指導と病棟薬剤業務

## 6 薬剤管理指導の実施・評価

① 薬剤管理指導業務を実施（見学）し，薬学的管理の内容，患者の理解度・問題点に応じた指導方法を理解する。

メモ 実施（見学）した薬剤管理指導の処方内容を記載する。

| 疾患名 | 年齢 | 性別 | 身長 | 体重 |
|---|---|---|---|---|
|  |  |  |  |  |

処方箋
Rp)

メモ 上記処方について行われた薬学的管理の内容を記載する。

メモ *148 頁の処方について服用方法，使用方法の説明はどのように行ったのかを記載する。*
*〔言葉の遣い方，わかりやすさ，患者の反応など〕*

メモ *148 頁の処方について副作用はどのように説明しているのかを確認し記載する。*
*〔用語，説明の範囲など〕*

5

薬剤管理指導と病棟薬剤業務

② 実施（見学）した薬剤管理指導結果の評価方法，内容を理解する。

**メモ** *薬剤師が判断した患者の服薬管理上の問題点と管理指導プランを記載する。*

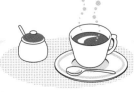

ちょっとブレイク・Kaffeepause・ちょっとブレイク・Kaffeepause

## ポリファーマシーについて

　ポリファーマシー（Polypharmacy）とは，多剤併用を示す言葉である。

　ポリファーマシーを巡っては，複数の医療機関の受診による服用薬の積み重ねや，薬物有害事象に薬剤で対処し続ける処方カスケードの発生により，ポリファーマシーが形成される可能性があるといわれている。そして厚生労働省の「高齢者の医薬品適正使用の指針」の中では，<u>多剤服用の中でも特に害をなすもの</u>をポリファーマシーとしている。ポリファーマシーとする薬剤数に関する明確な定義はないが，多くの場合は6剤以上が目安とされている。

　複数の病態・疾患を有する患者が増え，複数の薬剤を併用している処方が増加しており，多剤服用患者では有害作用やアドヒアランス低下，相互作用，薬剤費の増大などの問題が報告されている。

　ポリファーマシーの解消を促すため，入院時のポリファーマシー解消の推進として「薬剤総合評価調整加算」，外来患者への重複投薬解消に対する取り組みとして「服用薬剤調整支援料2」が診療報酬に設けられている。患者の服薬情報の一元管理や処方医に重複投薬の解消に関わる提案を行う取り組みが評価されている。

　ポリファーマシー解消への取り組みとして多職種連携は必要であり，中でも薬剤師の役割は重要である。

〔A.T.〕

③ 薬剤管理指導実施（見学）時に得た情報について他職種と共有する必要性を理解する。

メモ *150 頁で評価した項目など薬剤管理指導実施（見学）時に得た情報についてどのような内容を他職種と共有し，どのようにフィードバックしているかを記載する。（初回面談時に共有する情報との違いも考える）*

メモ *実際にフィードバックした内容を記載する。*

薬剤管理指導と病棟薬剤業務

5

## **7 薬剤管理指導記録の作成**

① 薬剤管理指導記録の記載事項を確認する。

**メモ** *実習病院における薬剤管理指導記録の記載項目を記載する。*

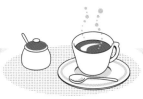

ちょっとブレイク・Kaffeepause・ちょっとブレイク・Kaffeepause

## クリニカルパス

　クリニカルパスとは，疾患ごとの標準的治療を効率よく行うために作成された診療過程全体のチャートのことである。一定の疾患・疾病を持つ患者に対して，入院指導，オリエンテーション，ケア処置，検査項目，退院指導などをスケジュール表のようにまとめたもので，米国で医療費削減という社会的背景のもとで始まった。日本では，医療スタッフそれぞれの専門職が最適のタイミングで患者とかかわりを持つことにより，診療の質の向上をもたらすことを目的として，多くの施設でさまざまなクリニカルパスが導入されている。

　薬剤師の業務は，医療チームの一員としてクリニカルパス作成にかかわり，クリニカルパスに基づく薬学的管理および服薬指導を行うことである。そのため現在では，チェック項目や指導項目のマニュアルを作成し，薬剤管理指導業務の標準化が進められている。

〔J.K.〕

② 薬歴管理の必要性を理解する。

**メモ** 実習病院における薬歴管理の方法と他職種間での情報共有方法について記載する。また，薬歴管理の利点についても記載する。

> **薬歴管理と情報共有の方法**
>
>
>
>
>
>
>
>
> **薬歴管理の利点**
>
>
>
>
>
>
>

③ 薬剤管理指導記録の記載方法（SOAP）を理解する。

> 主観的情報 (Subjective Data：S)…患者インタビュー，看護記録などから得られる主観的情報
>
> 客観的情報 (Objective Data：O)…薬歴，臨床検査値，診療録などの記録から得られる客観的情報
>
> 評　価 (Assessment：A)……情報の分析，問題点の明確な評価，薬学的な判断
>
> 方　針 (Plan：P)……………問題解決のために立案する計画，方針
>
> 　　　　　　　　　　　　（OP，CP，EP に分けると考えやすい）
>
> ・観察計画 (Observation Plan：OP)…薬物療法の効果および副作用などを観察すること
>
> ・治療計画 (Care Plan：CP)…………医薬品の剤形，投与経路，用法・用量など薬物療法とそれに関連する事項についての薬学的介入に関すること
>
> ・教育計画 (Education Plan：EP)……患者に説明すること

**メモ** 実際に実施（見学）した指導の内容を SOAP 形式で記載する。

第 5 章　薬剤管理指導と病棟薬剤業務

**メモ** 実際に実施（見学）した指導の内容を SOAP 形式で記載する。

## 8 薬学的介入とプレアボイド報告制度

① 薬学的介入の内容と必要性を理解する。

薬剤師が薬物療法や薬剤使用に関して介入することで，薬物療法が最適化され，副作用の回避，入院期間の短縮，薬剤費用の削減に寄与することができる。様々な薬学的介入が考えられるが，以下に具体例を挙げる。

1．用法用量の適正化

2．治療薬物モニタリング（TDM）に基づく処方変更

3．薬剤の開始・変更・中止

4．禁忌薬投与の発見・回避

5．同種同効薬投与の発見・回避

6．処方不備（入力ミスや重複処方）の発見・回避

7．配合変化・遮光・ルート選択

8．薬物相互作用の発見・回避

9．副作用の発見・回避

10．持参薬継続服用に関する提案

11．最適な調剤（粉砕・簡易懸濁・一包化）

メモ 実際に実施した薬学的介入の内容を記載する。

5

薬剤管理指導と病棟薬剤業務

② プレアボイド報告制度を理解する。

　薬剤師は，患者と直接かかわることにより，副作用を回避する，または最小限にとどめるために重要な役割を担っていることを理解する。

---

**《プレアボイド報告制度》**

　プレアボイド：be prepared to avoid the adverse reactions of drugs の略。

　副作用回避のみならず，医療現場の薬剤師が薬物療法に関して患者の不利益を未然に回避したり，最小限にとどめたりするために，また，薬物治療効果向上のために行ったファーマシューティカルケアを意味する。日本病院薬剤師会は，プレアボイドの実例を資料として収集し，薬剤師間で情報を共有することを目的に，プレアボイド報告制度を行っている。

- 重篤化回避報告
- 未然回避報告
- 薬物治療効果の向上報告

---

**メモ** 実際に行ったプレアボイド，あるいは実習病院で過去に報告した実例を記載する。

---

被疑薬


回避した有害事象


薬剤師のケア


---

※医薬品・医療機器等安全性情報報告制度については「第4章　医薬品情報管理」を参照（122頁）。

## 9 他職種との情報共有

① 医師・看護師など他職種との意見統一の必要性を理解する。

メモ　実習病院における他職種との意見統一事項の具体例を記載する。

5

薬剤管理指導と病棟薬剤業務

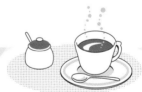

ちょっとブレイク・*Kaffeepause*・ちょっとブレイク・*Kaffeepause*

# Pharm. D. による入院時・退院時サマリー

　日本でも薬剤管理指導業務として入院患者の情報を管理しているが，筆者が研修を行ったイリノイ大学病院では，Pharm. D. が入院時サマリーおよび退院時サマリーを記入し，診療録に綴じていた。入院時のサマリーには基本的に患者の入院までの経緯，薬歴（市販薬も含めて），アレルギー歴，身長・体重，腎機能，アドヒアランス状況，投薬の必要性，TDM が必要な患者についてはそのレベルおよび解析，薬物相互作用，モニタリングパラメーターについてプロブレムごとに記入する。薬歴については調剤薬局からも情報を得る。退院時サマリーには入院中の経緯，退院処方，外来診察時のモニタリングパラメーター，チェックすべき薬物血中濃度，患者の服薬説明理解度などを記入する。さらに，患者にはお薬カードを交付する。

　（米国には薬剤管理指導料のような直接報酬はない！！）

〔K.K.〕

② 看護師の申し送り，医師の回診やカンファレンスへの薬剤師の参加の必要性を理解する。

メモ　実際に見学した看護師の申し送り，医師の回診やカンファレンスで話し合われた内容を記載する。

◆申し送り



◆回診・カンファレンス


NOTE 📖

## 10 病棟薬剤業務日誌の作成

病棟薬剤業務実施加算算定の有無にかかわらず，病棟で行った業務に関して日誌に記載する内容を確認する。

**メモ** 病棟で実施（見学）した業務内容を病棟薬剤業務日誌に記載する。

| 業務時間 | | 業務内容 | 実施薬剤師名 |
|---|---|---|---|
| 時間帯 | 小計 | | |
| | | | |
| | | | |
| | | | |
| | | | |
| | | | |
| | | | |
| | | | |

※実施した業務の内容を次の業務の番号から選択して「業務内容」欄へ記入するとともに，当該業務の実施に要した時間を「業務時間」欄へ，実施した薬剤師の氏名を「実施薬剤師名」欄へ記入すること。業務の内容について ⑦ を選択した場合には，その内容を具体的に記載すること。

① 医薬品の投薬・注射状況の把握
② 医薬品の医薬品安全性情報等の把握及び周知並びに医療従事者からの相談応需
③ 入院時の持参薬の確認及び服薬計画の提案
④ 2種以上の薬剤を同時に投与する場合における投与前の相互作用の確認
⑤ 患者等に対するハイリスク薬等に係る投与前の詳細な説明
⑥ 薬剤の投与にあたり，流量又は投与量の計算等の実施
⑦ その他（業務内容を具体的に記入すること）

NOTE 📖

5

薬剤管理指導と病棟薬剤業務

**メモ** *159頁の病棟薬剤業務において実際に実施（見学）した内容の詳細について実例を記載する。*

---

### 11 退院時服薬指導と薬・薬連携

① 退院時，患者（家族），保険調剤薬局などに情報提供すべき内容を理解する。

　退院時服薬指導に際し，在宅医療対象患者を視野に入れ，入院時から退院後まで，統一性のある薬剤管理指導が行えるよう必要事項を文書で交付し，薬・薬連携を推進することの必要性を理解する。

**メモ** *実習病院において退院時服薬指導で患者に交付している文書の内容を確認する。*

〈退院時服薬指導書（例）〉

**退院時服薬説明書**

退院日　　　年　　　月　　　日

_____　様　ID _____

入院中における貴方のお薬に関する特記事項や退院時の注意点についてお知らせします。調剤を受ける薬局や病院・診療所などにかかるとき持参すると，貴方に関する情報を伝えることができます。

| 処方内容　　　　　　　　　　　　　□　別紙参照 |
| :--- |
| |

| 退院後の服薬上の注意点　　　　　　□　別紙参照 |
| :--- |
| |

| 調剤上の留意点 |
| :--- |
| |

| 入院中の服薬状況　　□　自己管理　　　□　病棟管理 |
| :--- |
| |

| アレルギーの有無　　　□有　□無<br>薬剤名（　　　　　　　　　）　症状（　　　　　　　　　　　） |
| :--- |
| |

| 副作用経験の有無　　　□有　□無 |
| :--- |
| |

| その他　　（次回来院予定日 _____　） |
| :--- |
| |

担当薬剤師 _____　　　　　　　　　　○○病院

② 薬・薬連携の重要性を理解する。

　　入院中の患者には，病院薬剤師による薬剤管理指導が実施され，退院時に在宅での薬剤管理を考慮した退院時服薬指導が行われる。また，在宅療養中に院外処方箋が発行されれば，かかりつけ薬局の薬剤師から薬剤管理指導を受けることになる。

　　薬・薬連携では，院外処方箋発行の増加に伴い，1人の患者の薬学的ケアを入院中から在宅療養まで統一性のあるものとするために，病院薬剤師と薬局薬剤師が連携し，共同で管理指導していく必要性があることを理解する。そのためには，病院の採用薬情報，調剤内規，薬袋・分包紙の印字などの情報共有のほか，合同研修会，意見交換会なども有用である。

**メモ** 退院時服薬指導書を交付することで患者が得られるメリットを考察し，記載する。

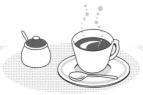

ちょっとブレイク・*Kaffeepause*・ちょっとブレイク・*Kaffeepause*

# トレーシングレポート

　　トレーシングレポートとは，患者から聞き取った内服薬のアドヒアランスや健康食品の使用に関する情報など，即時性の低い情報について処方医師へ手際よくフィードバックするツールとして近年使用されるようになった。

　　保険薬局は疑義のある処方について処方医師に対し疑義照会を行っているが，疑義以外の，患者から聞き取った内服薬のアドヒアランスや健康食品の使用に関する情報などについて，処方医師に手際よくフィードバックする手段として，服薬情報提供書（トレーシングレポート）が活用されている。

〔J.K.〕

メモ　退院時服薬情報提供において「お薬手帳」を利用することによる患者のメリットを考察する。

check　薬・薬連携における情報のフィードバックの重要性を理解する。

●病院薬剤師と保険薬局が，お互いの業務における情報（例えば，薬効が複数存在する医薬品の服用目的，提供する医薬品情報の表記方法など）を患者のプライバシーを考慮しつつ提供し合うことによって，統一した情報を患者に与えることができる。

●お互いの施設の情報（例えば，規格が複数存在する医薬品の採用品目，薬袋の表記方法，分包時に施される患者名や医薬品情報の印字など）を共有することで，患者に対してより充実した薬剤管理指導が行われる。

NOTE 📖

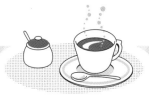

ちょっとブレイク・*Kaffeepause*・ちょっとブレイク・*Kaffeepause*

# 薬・薬連携

　「薬・薬連携」とは，病院薬剤師と薬局薬剤師が薬物治療に関する情報を共有し，安全な薬物療法を提供する体制のことである。

　特に化学療法（抗がん剤治療）は病院薬剤師と薬局薬剤師の連携が強く求められる治療の一つである。化学療法では抗がん剤の正確な投与量と治療スケジュールの順守，副作用の早期発見・早期対応が重要であるが，がんの種類や併用する抗がん剤の組み合わせによって，治療スケジュールや投与量，副作用の発現状況や対応が異なる場合が多く，病院と薬局がこれらの情報を共有することは安全な薬物治療を提供する上で必要不可欠である。

　診療報酬では「連携充実加算」が設けられ，外来で化学療法を行う患者の副作用の発現状況・治療計画等の文書を患者に交付し適切な指導を行うこと，地域の薬局薬剤師を対象とした研修会等を実施することが算定要件に含まれている。

　病院薬剤師と薬局薬剤師が文書等で患者の情報を共有し，研修会等で相互に知識を高め，連携する体制が構築されている。

〔H.H.〕

## NOTE

# 第6章
# 治療薬物モニタリング（TDM）

● 学習のポイント ●

　治療薬物モニタリング（TDM：Therapeutic Drug Monitoring）の目的は，薬物血中濃度と薬物体内動態に関する情報を介して，治療薬物に関する臨床的な情報を提供し，患者個々の薬物療法の有効性および安全性を向上させることである。

　TDMを有効に活用するためには，患者個々の薬剤や臨床に関する情報を薬剤部門・臨床部門で共有化し，チーム医療として行うことが重要である。TDMにおける必要な情報と，業務の流れを理解する。

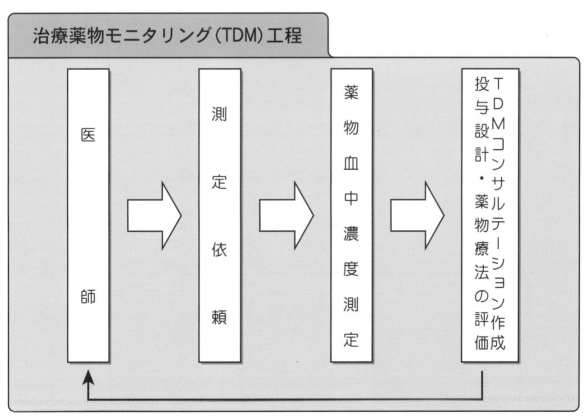

治療薬物モニタリング（TDM）工程

医師 → 測定依頼 → 薬物血中濃度測定 → TDMコンサルテーション作成・投与設計・薬物療法の評価

（参考資料：薬剤師・薬学生のための実践TDMマニュアル〔じほう〕，臨床薬物動態学〔丸善出版〕）

## 🗣 実習ポイント

### 1 治療薬物モニタリング（TDM：Therapeutic Drug Monitoring）工程
- TDM の工程（流れ）を理解する。

### 2 測定依頼
- TDM を必要とする薬物の条件を理解する。
- TDM を必要とする臨床的背景を理解する。
- TDM を実施するうえで必要な患者情報を理解する。

### 3 薬物血中濃度測定
- 採血時の問題点を理解する。

### 4 TDM コンサルテーション報告書の作成
- TDM コンサルテーション報告書作成の工程を理解する。
- 薬物体内動態に関する情報を理解する。
- 報告書への記載情報を理解する。
- 報告書を作成する。


NOTE 📖

_____

_____

_____

_____

_____

_____

_____

_____

_____

_____

_____

_____

_____

_____

## 💬 実務の習得

### ■1 治療薬物モニタリング（TDM：Therapeutic Drug Monitoring）工程

TDM の工程（流れ）を理解する。

メモ *実習病院における TDM 工程を順に記載する。*

## 2 測定依頼

① TDM を必要とする薬物の条件を理解する。

check *TDM を必要とする薬物の条件を確認する。*

| 薬物の条件 |
|---|
| □ 測定法が確立されている。<br>□ 血中濃度と効果・副作用の相関が明確である。<br>□ 有効治療域が狭い。<br>□ 副作用が重篤化しやすい。<br>□ 薬物体内動態が解明されている。<br>□ 薬物体内動態の個人差が大きい。<br>□ 薬物体内動態の変動要因が解明されている。<br>□ その他 |

〈特定薬剤治療管理料の対象薬剤一覧 (主なもの)〉

| 対象薬剤 | 対象疾病 | 一般名 |
|---|---|---|
| ジギタリス製剤 | 心疾患 | ジゴキシン，メチルジゴキシン |
| 抗てんかん剤 | てんかん | バルプロ酸ナトリウム，カルバマゼピン，ゾニサミド，ラモトリギン，トピラマート，フェニトイン，レベチラセタム，ペランパネル，クロバザム，エトスクシミド，フェノバルビタール，クロナゼパム，スチリペントール，ルフィナミド，エトトイン，スルチアム，ガバペンチン，アセチルフェネトライド，ジアゼパム，ニトラゼパム，ラコサミド，プリミドン，ホスフェニトインナトリウム水和物，ミダゾラム，トリメタジオン |
| 免疫抑制剤 | 臓器移植後の免疫抑制 | シクロスポリン，タクロリムス水和物，エベロリムス，ミコフェノール酸モフェチル |
| テオフィリン製剤 | 気管支喘息等 | テオフィリン |
| 不整脈用剤 | 不整脈 | プロカインアミド，ジソピラミド，キニジン，アプリンジン，リドカイン，ピルシカイニド塩酸塩，プロパフェノン，メキシレチン，フレカイニド，シベンゾリンコハク酸塩，ピルメノール，アミオダロン，ソタロール塩酸塩，ベプリジル塩酸塩 |

| | | |
|---|---|---|
| ハロペリドール製剤 | 統合失調症 | ハロペリドール |
| ブロムペリドール製剤 | 統合失調症 | ブロムペリドール |
| リチウム製剤 | 躁うつ病 | 炭酸リチウム |
| バルプロ酸ナトリウム | 躁うつ病，躁病 | バルプロ酸ナトリウム |
| カルバマゼピン | 躁うつ病，躁病 | カルバマゼピン |
| シクロスポリン | ベーチェット病 | シクロスポリン |
| タクロリムス水和物 | 全身型重症筋無力症等 | タクロリムス水和物 |
| サリチル酸系製剤（アスピリン等） | 若年性関節リウマチ，リウマチ熱，慢性関節リウマチ | アスピリン，エテンザミド，アスピリン・ダイアルミネート，サリチル酸ナトリウム |
| メトトレキサート | 悪性腫瘍 | メトトレキサート |
| エベロリムス | 結節性硬化症 | エベロリムス |
| アミノ酸配糖体抗生物質 | 入院患者 | トブラマイシン，ストレプトマイシン，ゲンタマイシン，カナマイシン，アルベカシン，アミカシン，ジベカシン，フラジオマイシン，イセパマイシン，スペクチノマイシン，パロモマイシン |
| グリコペプチド系抗生物質 | 入院患者 | バンコマイシン，テイコプラニン |
| トリアゾール系抗真菌薬 | 入院患者 | ボリコナゾール |
| イマチニブ | 薬剤の適応疾患 | イマチニブメシル酸塩 |
| シロリムス製剤 | リンパ脈管筋腫症 | シロリムス |
| スニチニブ（抗悪性腫瘍剤） | 腎細胞癌 | スニチニブ |
| バルプロ酸ナトリウム | 片頭痛 | バルプロ酸ナトリウム |
| サリドマイド製剤及びその誘導体 | 薬剤の適応疾患 | サリドマイド，レナリドミド，ポマリドミド |

（参考資料：診療点数早見表　2021年4月増補版〔医学通信社〕）

治療薬物モニタリング（TDM）

6

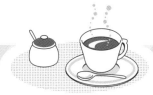

**ちょっとブレイク・*Kaffeepause*・ちょっとブレイク・*Kaffeepause***

# 特定薬剤治療管理料

特定薬剤治療管理料1：470点
特定薬剤治療管理料2：100点

## 特定薬剤治療管理料1

薬物血中濃度を測定して計画的な治療管理を行った場合（測定結果に基づいて個々の投与量を精密に管理した場合）に算定する。また，薬剤の血中濃度，治療計画の要点を診療録に記載する。

1．初回280点加算と，常時，基本点数が算定できるもの
　　　抗てんかん剤，免疫抑制剤
　　　（複数の抗てんかん剤については基本点数を月2回算定できる）

2．初回280点加算と基本点数が算定でき，4カ月以降は基本点数が半分の235点となるもの
　　　抗てんかん剤・免疫抑制剤以外

3．臓器移植後の免疫抑制剤の投与を行った患者
　　　所定点数に2,740点加算できる（1～3カ月間）。
　　　4カ月以降は基本点数になる。

4．ジギタリスの急速飽和又はてんかん重積状態の患者
　　　1回に限り基本点数を740点とする。

5．バンコマイシンを投与していて複数回測定した患者（入院中）
　　　初回に限り所定点数に530点を加算できる。

6．ミコフェノール酸モフェチルを投与していて，2種類以上の免疫抑制剤を投与されている臓器移植後の患者
　　　250点を加算できる（6カ月に1回に限る）。

7．エベロリムスを投与していて，2種類以上の免疫抑制剤を投与されている臓器移植後の患者
　　　250点を加算できる（1～3カ月間，4カ月目以降は4カ月に1回）。

## 特定薬剤治療管理料2

胎児曝露を未然に防止するための安全管理手順を遵守した上でサリドマイド製剤およびその誘導体の処方および調剤を実施した患者に対して，医師および薬剤師が，当該薬剤の管理の状況について確認および適正使用に係る必要な説明を行い，当該医薬品の製造販売を行う企業に対して確認票等を用いて定期的に患者の服薬に係る安全管理の遵守状況等を報告した場合において，月に1回算定する。また，指導内容の要点を診療録に記載する。

（2020年4月時点）

〔Y.Y.〕

NOTE

② TDM を必要とする臨床的背景を理解する。

check 実習病院における測定依頼書を確認して TDM を必要とする臨床的背景を理解する。

- □ 十分な投与量であるのに効果が得られない場合
- □ 投与量と効果の間に相関がない場合
- □ 薬物療法開始初期
- □ 投与剤形・投与方法を変更する場合
- □ 予防投与を行っている場合
- □ 副作用が疑われる場合
- □ 薬物中毒の場合
- □ コンプライアンスに問題があると疑われる場合
- □ 薬物相互作用が疑われる場合
- □ 薬物動態の変化が予想される場合
- □ その他

**6**

治療薬物モニタリング（TDM）

NOTE 📖

_____

_____

_____

_____

_____

_____

_____

_____

_____

_____

_____

_____

_____

_____

_____

_____

③ TDM を実施するうえで必要な患者情報を理解する。

**メモ** *患者情報の必要性を理解するとともに，実際の測定依頼書から得られる情報を記載する。*

| 患者情報の必要性 | 測定依頼書から得られる情報 |
|---|---|
| □ 属性（年齢・性別・人種など）<br>●年齢などによる生体機能の変化の要因を把握する。<br>●性別，人種差による薬物動態への影響を考慮する。<br><br>□ 身体的情報（身長・体重など）<br>●薬物の分布に関する情報を把握する。（肥満，浮腫の有無など）<br><br>□ 生理学的情報（心・肝・腎機能など）<br>●薬物の吸収・分布・代謝・排泄に関する情報を把握する。<br><br>□ 病態に関する情報<br>●臨床効果判定などの情報を把握する。<br>●病態による薬物動態への影響を考慮する。<br><br>□ 嗜好に関する情報<br>●嗜好による薬物動態への影響を考慮する。（飲酒，喫煙など）<br><br>□ 薬物投与歴（服薬状況・併用薬など）<br>●相互作用，今後の血中濃度の変化の予測，効果・副作用の判定などに必要な情報を把握する。<br><br>□ 採血時間<br>●薬物動態の解析，効果・副作用の判定に必要な情報を把握する。 | |

**メモ** *TDM 測定依頼書や診療録から現在の患者の状況を推察し記載する。*

| 測定依頼 | 推察される現在の患者の状況 |
|---|---|
|  |  |

### 3 薬物血中濃度測定

採血時の問題点を理解する。

◆**採血部位**

　　静脈内投与時の採血は，薬剤投与部位の反対側で行う。投与側で採血を行うと，投与部位に残留する薬物の影響により測定値が高くなる可能性がある。

◆**採血時間**

　　採血時間が予定採血時間と異なった場合は，正確な採血時間を把握し，その測定値が解析に使用できるかを判断する必要がある。

◆**採血器具**

　　抗凝固剤や血清分離剤入りの採血管を使用すると，薬物の吸着や複合体の形成などにより測定値に影響を及ぼす可能性があるので注意が必要である。各薬物に適した採血管を選択することも重要な要素となる。
- 血清分離剤により影響を受ける薬物
  - 抗てんかん剤の一部（吸着により低値を示す）
- ヘパリン製剤により影響を受ける薬物
  - アミノグリコシド系抗生物質（複合体を形成し低値を示す）
- EDTA（抗凝固剤）入りの採血管を使用する薬物（測定試料に全血を使用）
  - シクロスポリン，タクロリムス

### 4 TDM コンサルテーション報告書の作成

① TDM コンサルテーション報告書作成の工程を理解する。

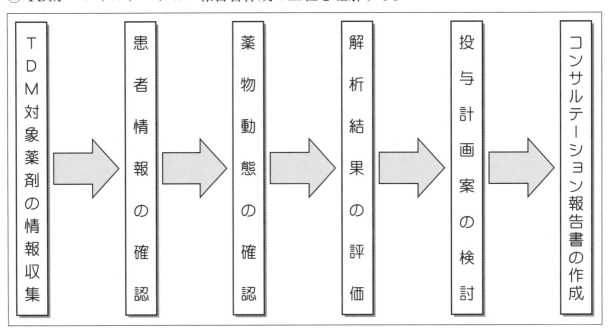

② 薬物体内動態に関する情報を理解する。

メモ 実際に TDM を実施した薬物の体内動態の情報を収集し記載する。

医薬品

適応菌種

適応症

有効治療域

中毒域

薬物動態値

クリアランス

半減期

③ 報告書への記載情報を理解する。

(1) 症　例

メモ *TDM の症例を記載する。*

| 患者氏名 | 年齢 | 性別<br>　男　　女 | 身長 | 体重 |
|---|---|---|---|---|
|  |  |  |  |  |

(2) 投与計画案の作成

メモ 投与計画案を記載する。

④ 報告書を作成する。

メモ　実際に報告書を記載する。

（参考資料：臨床薬物動態学〔南江堂〕，ウィンターの臨床薬物動態学の基礎〔じほう〕，
抗菌薬 TDM ガイドライン〔日本化学療法学会/日本 TDM 学会〕，
図解よくわかる TDM 第3版〔じほう〕）

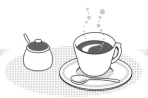

ちょっとブレイク・Kaffeepause・ちょっとブレイク・Kaffeepause

## 患者情報の収集

　薬剤師として収集しなければならない患者情報は日本と米国で基本的には同じである。患者の年齢・人種・性別・身長・体重，腎機能，患者の入院までの経緯，薬歴（市販薬も含めて），アレルギー歴，コンプライアンス状況，病歴，家族歴などを患者インタビューおよび診療録から収集する。また米国では，飲酒・喫煙歴と同様に覚せい剤などのドラッグ使用歴についてもインタビューしている。

　日本との大きな違いは，加入保険の確認を薬剤師も必ず行わなければならないことである。患者が加入している保険の種類によっては使用できない薬剤や治療法もあるためである。米国では疾患別定額払い方式（まるめ）のため，薬剤師は有効でより安価な薬剤（治療法）を選択するための知識も必要である。

〔K.K.〕

〈付録　薬物血中濃度解析（TDM）依頼書（例）〉

## 薬物血中濃度解析（抗菌薬）依頼票

依頼日：2022 年 2 月 10 日

患者氏名：**神奈川 太郎**　カナガワ タロウ
12345-67-8　男　30 才

診療科：整形外科
担当医：**病院 次郎**

---

### 患者情報

- 身長 ： 165 cm
- 体重 ： 60 kg

- 腎機能 ： 血清クレアチニン **1.0** mg/dL
- 透析 ： 有（腹膜・血液）・ ㊲無

■透析有の場合はレ印をご記入ください。

□月・水・金　□火・木・土　□不定期

### 解析依頼薬物名

- ☑ バンコマイシン
- □ アルベカシン*
- □ テイコプラニン※※※
- □ アミカシン※※※
- □ ゲンタマイシン※※※
- □ トブラマイシン※※※

\* 院内測定ですが、15 時以降に測定結果が判明するため、解析結果報告は 16 時以降となります。

※※※ 外注検査のため解析結果報告が最低 2 日程度かかります。

■ 目標濃度

☆希望がない場合は一般的な有効治療濃度により解析します。

☑ 希望あり

トラフ値：**15〜20** μg/mL

ピーク値：　　　 μg/mL

---

**投与理由**

交通事故により右足開放骨折，術後，創部より MRSA が検出され，バンコマイシンを 1 回 1000mg，1 日 2 回（12 時間毎）で開始。2/9 18 時の投与直前のバンコマイシンの濃度は 12.5μg/mL でした。

- 投与期間 ： **7** ⃝日間・週間の予定
  （目安でも可）
- 投与開始日： **2** 月 **7** 日　**6** 時

■ 感染症

□ 血流感染 □ 髄膜炎 □ 心内膜炎
☑ 創部感染 □ 膿瘍（部位：　　　　）
□ 肝・胆道感染 □ 肺炎 □ 尿路感染
□ その他（　　　　　　　）

■ ターゲットとする菌

☑ MRSA　　　　　　□未確定
□ *Acinetobacter*　□その他
□ *Pseudomonas*

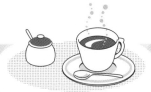

ちょっとブレイク・*Kaffeepause*・ちょっとブレイク・*Kaffeepause*

# プロトコールに基づく薬物治療管理
# (PBPM：Protocol Based Pharmacotherapy Management)

　抗 MRSA 薬を有効かつ安全に使用するために，血中濃度の測定が可能なグリコペプチド系薬剤（バンコマイシン，テイコプラニン）では，TDM を実施し，至適用法・用量を確認することが重要である。高齢者や腎障害患者，重篤な感染症患者などでも，各種抗 MRSA 薬 TDM 解析シミュレーションソフト等を活用し，薬物動態理論を用いた投与設計を投与開始時から行うことで，安全かつ効果的な投与が可能となる。薬剤師は，事前に医師・薬剤師等により作成・合意したプロトコールに基づき，個々の患者にとって，有効かつ安全な抗 MRSA 薬の使用を促進する。

　最近では，病棟担当薬剤師がプロトコールに基づき抗 MRSA 薬の投与設計に関与し，カルテにその内容を記録している施設が増えている。

## 抗 MRSA 薬処方支援（TDM）プロトコール

1．抗 MRSA 薬投与患者の患者背景を確認する（年齢，性別，体重，腎機能，併用薬，感染症名，検出菌，その他必要な検査値）。

2．TDM 解析シミュレーションソフト等を活用し初回投与量を提案する。テイコプラニン注は初回負荷投与を提案する。提案内容はカルテに記載し医師と情報共有する。

3．血中濃度測定オーダ，臨床効果判定検査オーダを依頼する。（検査セットオーダ）

4．患者状態のモニタリングを実施する。

5．得られた血中濃度を基に，TDM 解析シミュレーションソフト等を活用し，維持量を提案する。

　・現在の血中濃度，炎症等の検査値，患者状態（発熱）を確認し，臨床効果を確認する。

　・投与終了が妥当と判断した場合は，医師に報告する。

　・副作用に関しては，検査値や尿量等をモニタリングし，発現が疑われる場合は，直ちに医師に報告する。

　・投与継続が必要な場合は，血中濃度測定オーダ，臨床効果判定検査オーダを依頼する。（検査セットオーダ）

（参考資料：日本病院薬剤師会：プロトコールに基づく薬物治療管理（PBPM）の
円滑な進め方と具体的実践事例（Ver.1.0））

〔J.K.〕

NOTE

# 第7章

# 多職種連携

---

## ● 学習のポイント ●

　多職種によるチーム医療では，医療に従事する多種多様な医療スタッフが，各々の高い専門性を前提に，目的と情報を共有し，業務を分担しつつ互いに連携・補完し合い，患者の状況に的確に対応した医療を提供する。

　チーム医療の活動により，① 疾病の早期発見・回復促進・重症化予防など医療・生活の質の向上，② 医療の効率性の向上による医療従事者の負担軽減，③ 医療の標準化・組織化を通じた医療安全の向上などが期待される。

　各職種の専門性を生かしたチーム医療の活動，特徴を理解する。

---

## 🔧 実習ポイント

### 【院内感染防止対策】

　院内感染は，増加している易感染者（compromised host）や，感染症の患者と常に接している医療従事者にとって重大な問題であり，これを防止していくことは医療従事者に求められる重要な課題の一つである。院内感染防止対策では，感染防止対策を理解するだけでなく，消毒薬の適正な使用方法を学び，また院内感染防止対策上，特に問題となる感染症を学び，抗菌薬の使用方法を理解することで，院内感染防止対策における薬剤師の必要性を認識する。

### 1 院内感染の定義

- ●院内感染の定義を理解する。

### 2 チーム医療としての感染対策

- ●感染防止対策加算を理解する。
- ●感染対策委員会の存在，活動および薬剤師の役割を学ぶ。
- ●感染制御チーム（ICT：Infection Control Team）の活動を理解する。
- ●AST（Antimicrobial Stewardship Team）の活動を理解する。

### 3 スタンダードプリコーション（標準予防策）

- 院内感染防止対策を理解する。
- 感染性廃棄物を理解する。
- 針刺しなど血液・体液曝露発生時の対応を理解する。

### 4 消毒薬の種類と特徴

- 消毒薬の種類と特徴を学ぶ。
- 消毒薬の使用方法を学ぶ。
- 消毒薬の効力にかかわる因子を学ぶ。

### 5 感染症

- 院内感染を起こし得る病原微生物を学ぶ。
- 医療現場で問題となっている耐性菌を学ぶ。
- 主な感染症を学ぶ。
- 院内感染防止対策上の抗菌薬適正使用を理解する。
- 薬剤耐性（AMR：Antimicrobial Resistance）対策アクションプランを理解する。

## 【栄養サポート】

　栄養管理は，あらゆる疾患の患者に共通した最も基本的な医療の一つである。この栄養管理を適切に行うためには，臨床栄養に精通した専門家の知識や技術が必要となる。栄養サポートチーム（NST）とは，医師や看護師，管理栄養士，薬剤師，臨床検査技師などさまざまな職種がそれぞれの知識を持ち寄る，栄養管理のための専門チームのことである。

（参考資料：日本栄養療法推進協議会，JCNT）

### 1 栄養サポートチーム（NST：Nutrition Support Team）の活動

- NST の活動を理解する。
- NST の活動の効果を考える。

### 2 サルコペニア・フレイル・悪液質

- さまざまな疾患と栄養状態の関係を理解する。
- サルコペニアの原因による分類を理解する。

### 3 栄養療法の選択方法・各栄養療法の特徴

- 栄養療法の選択方法を理解する。
- 栄養法・栄養剤（医薬品）の分類と特徴を理解する。
- 栄養療法開始時に注意すべき点を理解する。

## 4 中心静脈栄養（TPN：Total Parenteral Nutrition）

- ●TPN の主な施行目的を理解する。
- ●TPN の投与経路を理解する。
- ●中心静脈カテーテルの特徴を理解する。
- ●TPN 製剤の組成を理解する。
- ●TPN 施行中の主な合併症を理解する。

## 5 栄養計算に必要な数値と式

- ●エネルギー必要量の算出方法を理解する。

## 【褥瘡対策】

　わが国では，1998 年に日本褥瘡学会が設立され，医師だけでなく褥瘡診療にかかわるすべての医療従事者が相互に学びながら褥瘡の予防と治療を並行して行うという方針が示され，チーム医療が推進されてきた。

## 1 褥瘡対策チームにおける薬剤師の役割

- ●褥瘡対策チームにおける薬剤師の役割を理解する。
- ●実習病院における褥瘡対策チームの活動を理解する。

## 2 褥瘡の評価

- ●褥瘡の評価方法を理解する。

## 3 褥瘡の予防

- ●褥瘡予防のアルゴリズムを理解する。

## 4 褥瘡治療

- ●褥瘡治癒に栄養管理が重要であることを理解する。
- ●軟膏基剤の特性と褥瘡治療に使用される外用剤を理解する。

7

多職種連携

## NOTE 📖

_____

_____

_____

_____

_____

_____

## 【緩和ケア】

　世界保健機構（WHO）は，2002年に「緩和ケアとは，生命を脅かす疾患に起因した諸問題に直面している患者と家族のQOL（Quality Of Life）を改善する方策で，痛み，その他の身体的，心理的，スピリチュアルな諸問題の早期かつ確実な診断，早期治療によって苦しみを予防し，苦しみから解放することを目標とする」としている。

### ■1 緩和ケアチーム

- ●緩和ケアチームの活動を理解する。
- ●疼痛治療を理解する。
- ●痛みの評価を理解する。

### ■2 オピオイドの使用

- ●オピオイドの特徴を知る。
- ●オピオイドの副作用と対策を理解する。
- ●オピオイドを使用する患者の気持ちや立場を理解する。
- ●痛みの評価方法を理解する。

### ■3 鎮痛補助薬の使用

- ●鎮痛補助薬の特徴を知る。

NOTE 📖

実務の習得

## 【院内感染防止対策】

### **1 院内感染の定義**

院内感染の定義を理解する。

> 　院内感染とは，病院内で微生物に接触したことにより惹起された感染症と定義される。
> 　入院後，一般的には48時間以後に患者が原疾患とは別に新たに感染症に罹患すること，または医療従事者が業務の中で感染症に罹患することをいう。他に面会者など，病院に関係した人はすべて院内感染の対象となる。退院後，あるいは病院外で感染症を発症しても，病院内での微生物接触に起因するものは院内感染といえる。

### **2 チーム医療としての感染対策**

① 感染防止対策加算を理解する。

> 　　　感染防止対策加算1：390点（入院初日）
> 　　　感染防止対策加算2：90点（入院初日）
> 　　　感染防止対策地域連携加算：100点
>
> 　組織的な感染防止対策につき，厚生労働大臣が定める施設基準に適合している保険医療機関に入院している患者について，入院初日に限りそれぞれ加算する。また，感染防止対策加算1を算定する保険医療機関であって感染防止対策に関する医療機関の連携体制につき施設基準を満たしている場合，感染防止対策地域連携加算として，さらに100点を加算する。
> 　感染防止対策加算は院内感染防止対策を行ったうえで，さらに院内に感染制御のチームを設置し，院内感染発生状況の把握，抗菌薬の適正使用，職員の感染防止などを行うことで院内感染防止を行うことを評価する。
> 　また，新たに新設された抗菌薬適正使用支援加算においては，院内に抗菌薬適正使用のチームを設置し，感染症治療の早期モニタリングとフィードバック，微生物検査・臨床検査の利用の適正化，抗菌薬適正使用に係る評価，抗菌薬適正使用の教育・啓発等を行うことによる抗菌薬の適正な使用の推進を行っている場合，入院初日に限り100点を加算する。
>
> （2021年10月時点）

**7**

多職種連携

② 感染対策委員会の存在，活動および薬剤師の役割を学ぶ。

**メモ** 実習病院に設置されている感染対策委員会の構成員を記載する。

**メモ** 実習病院で行われている感染対策委員会の主な活動，および感染対策委員会における薬剤師の主な役割を記載する。

③ 感染制御チーム（ICT：Infection Control Team）の活動を理解する。

　ICT は，感染対策委員会の下部組織として院内における感染を防止し，かつ，院内の衛生管理の万全を期するため，実務的できめ細やかな点を充実させるための実践組織として活動する。感染対策委員会が包括的な機関であるのに対し，ICT は具体的な感染対策を実行していく組織で，感染予防のみならず，実践的な感染対策の立案，実行，評価などを行っていく実務組織である。

**メモ** *実習病院において ICT が活動している時は，その構成員と具体的な活動内容を記載する。*

7

多職種連携

NOTE 📖

メモ *ICT に参加している各職種の役割を記載する。*

| 医　　師 | |
|---|---|
| 看 護 師 | |
| 薬 剤 師 | |
| 臨床検査技師 | |
| 事務職員 | |
| | |
| | |

④ AST（Antimicrobial Stewardship Team）の活動を理解する。

感染症に対する抗菌薬の適正使用とは，不適切な使用を制限するのみではなく，臨床効果を最大限に引き出すため，抗菌薬の選択，投与量，投与方法，治療期間などを最適化することである。加えて，耐性菌の発生や抗菌薬の副作用の抑制，医療費の削減などについて考え実践する，つまり抗菌薬の適正使用を推進するために必要なプログラムを ASP（Antimicrobial Stewardship Program）と呼び，この ASP を実践するチームのことを AST と呼んでいる。

**メモ** *実習病院において AST が活動している時は，その構成員と具体的な活動内容を記載する。*

**メモ** *ICT と AST の活動や目的の違いについて記載する。*

7

多職種連携

## 3 スタンダードプリコーション（標準予防策）

① 院内感染防止対策を理解する。

**メモ** *実習病院で行われている院内感染防止対策を記載する。*

② 感染性廃棄物を理解する。

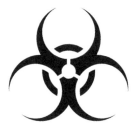

バイオハザードマーク

**《感染性廃棄物とは》**
　医療機関で発生する廃棄物のうち，感染のおそれがある廃棄物のこと。他の廃棄物と分離して保管，収集，処理することが，環境省「廃棄物処理法に基づく感染性廃棄物処理マニュアル」により定められている。また感染性廃棄物を入れた容器には，関係者が識別できるように全国共通の「バイオハザードマーク」を付けることを推奨している。なお，バイオハザードマークは，廃棄物の種類が判別できるように性状に応じて色分けすることが望まれている。

赤色：液状または泥状のもの（血液など）

橙色：固形状のもの（血液などが付着したガーゼなど）

黄色：鋭利なもの（注射針など）

メモ　実習病院における感染性廃棄物の分別収集がどのように行われているか記載する。

7

多職種連携

③ 針刺しなど血液・体液曝露発生時の対応を理解する。

check 針刺しなど血液・体液曝露発生時に提出される報告書の内容を確認する。

職業感染制御研究会

Exposure
Prevention
Information
NETwork

血液・体液曝露
エピネット日本版 - Japan EPINet

## A：針刺し・切創報告書

(Version 4)

病院コード番号

院内報告番号

A

### 1 報告者

■ 氏　名

■ ふりがな

■ 職員番号

■ カルテ番号

■ 所属部門

| 1 | 医師部門 |
| 2 | 病棟部門 |
| 3 | 外来部門 |
| 4 | 中材・手術部門 |

| 5 | 検査部門 |
| 6 | 放射線部門 |
| 99 | その他 |

（記載）

■ 経験年数　（　　　　　　　年）

■ 性　別　（　男　・　女　）

■ 年　齢　（　　　　　　　歳）

### 2 発生日時

発生日　　西暦　　　　　年
　　　　　　月　　　　　日

### 4 発生場所（1つだけチェック）

| 1 | 病室（集中治療室を除く） |

（病棟名記載）

| 2 | 病室外（廊下、ナースステーション等） |

## NOTE 📖

メモ　実習病院における針刺しなど血液・体液曝露発生時に行われる対処（薬物治療）例を記載する。

7

多職種連携

NOTE 📖

**4 消毒薬の種類と特徴**

> 《消毒とは》
> 　生存する微生物の数を減らすこと。必ずしも微生物をすべて殺滅したり除去するものではない。
> 《滅菌とは》
> 　物質中のすべての微生物を殺滅または除去すること。

① 消毒薬の種類と特徴を学ぶ。

check 主な消毒薬の種類と特徴（対象微生物・消毒対象物）を理解する。

| 消毒薬の区分 | 消毒薬 | 特徴 | | | | | | | | | | | | | | | |
| --- | --- | --- | --- | --- | --- | --- | --- | --- | --- | --- | --- | --- | --- | --- | --- | --- | --- |
| | | 対象微生物 | | | | | | | | | | | 消毒対象物 | | | | |
| | | 細菌 | | | | | 真菌 | | ウイルス | | | | 排泄物 | 手指・皮膚 | 粘膜 | 医療器具 | 環境 |
| | | 一般細菌 | MRSA | ブドウ糖非発酵性グラム陰性桿菌 *1 | 結核菌 | 芽胞 | 糸状真菌 | 酵母真菌 | 小型 *2 | 中型 *3 | HBV | HIV | | | | | |
| 高度 | グルタラール | ○ | ○ | ○ | ○ | △ | ○ | ○ | ○ | ○ | ○ | ○ | × | × | × | ○ | △ |
| | フタラール | ○ | ○ | ○ | ○ | ○ | ○ | ○ | ○ | △ | ○ | ○ | × | × | × | ○ | × |
| | 過酢酸 | ○ | ○ | ○ | ○ | ○ | ○ | ○ | ○ | △ | ○ | ○ | × | × | × | △ | × |
| 中等度 | ホルマリン | ○ | ○ | ○ | ○ | △ | ○ | ○ | ○ | ○ | ○ | ○ | × | × | × | △ | △ |
| | 次亜塩素酸ナトリウム | ○ | ○ | ○ | △ | △ | ○ | ○ | ○ | ○ | ○ | ○ | △ | △ | △ | ○※ | △ |
| | エタノール | ○ | ○ | ○ | ○ | × | △ | ○ | △ | ○ | ○ | ○ | × | ○ | × | ○ | △ |
| | イソプロパノール | ○ | ○ | ○ | ○ | × | △ | ○ | × | ○ | ○ | ○ | × | ○ | × | ○ | △ |
| | ポビドンヨード | ○ | ○ | ○ | ○ | △ | ○ | ○ | ○ | ○ | ○ | × | × | ○ | ○ | × | × |
| 低度 | クロルヘキシジングルコン酸塩 | ○ | △ | △ | × | × | △ | ○ | × | △ | × | × | × | ○ | × | ○ | ○ |
| | ベンザルコニウム塩化物 | ○ | △ | △ | × | × | △ | ○ | × | △ | × | × | × | ○ | ○ | ○ | ○ |
| | 両性界面活性剤 | ○ | △ | △ | △ | × | △ | ○ | × | △ | × | × | × | ○ | ○ | ○ | ○ |

MRSA：メチシリン耐性黄色ブドウ球菌，HBV：B型肝炎ウイルス，HIV：Human Immunodeficiency Virus
対象微生物　○：有効　△：十分な効果が得られないことがある，または十分なデータがない　×：無効
消毒対象物　○：使用可　△：注意して使用　×：使用不可
*1　ブドウ糖非発酵性グラム陰性桿菌：緑膿菌，セパシア，セラチア など
*2　脂質を含まない小型サイズ：アデノウイルス，コクサッキーウイルス，ロタウイルス など
*3　脂質を含む中型サイズ：インフルエンザウイルス，ヘルペスウイルス など
※布製品，金属製品には強い腐食作用がある

② 消毒薬の使用方法を学ぶ。

**メモ** *実習病院で使用されている主な消毒薬の使用方法を記載する。*

| | 消毒薬 | 使用方法 |
|---|---|---|
| 高度 | | |
| 中等度 | | |
| 低度 | | |

　注釈：ホルマリンは人体・環境への影響を特に考慮する必要があり，病院機能評価においても取り扱いに関して厳しく指導されている。近年，消毒薬を点滴に混入した事件も発生しており，消毒薬の取り扱い全般に対して対策が必要となっている。

③ 消毒薬の効力にかかわる因子を学ぶ。

**メモ** *消毒薬の効力に影響を及ぼす因子を学び記載する。*

|  |
|---|
|  |

### 5 感染症

① 院内感染を起こし得る病原微生物を学ぶ。

**メモ**　*院内感染の起因菌となり得る主な病原微生物を記載する。*

---

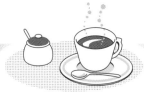

**ちょっとブレイク・Kaffeepause・ちょっとブレイク・Kaffeepause**

## 敗血症の定義と診断

　敗血症は「感染症によって重篤な臓器障害が引き起こされる状態」と定義される。敗血症は感染症に伴う生体反応が生体内で調節不能な状態となった病態であり，生命を脅かす臓器障害を引き起こす。また，敗血症性ショックは敗血症の中に含まれる1区分であり，「急性循環不全により細胞障害および代謝異常が重度となり，ショックを伴わない敗血症と比べて死亡の危険性が高まる状態」と定義される。

　敗血症診断に至るプロセスは病院前救護・救急外来・一般病棟における場合と集中治療室あるいはそれに準じる場合に分けて行う。病院前救護・救急外来・一般病棟では，感染症あるいは感染症が疑われる場合には敗血症のスクリーニングとして quick SOFA（qSOFA）を評価する。qSOFA は①意識変容，②呼吸数≧22 回/分，③収縮期血圧≦100mmHg の 3 項目で構成される。感染症あるいは感染症が疑われる状態において，qSOFA の 2 項目以上が満たされる場合に敗血症を疑い，早期治療開始や集中治療医への紹介のきっかけとする。一方，集中治療室あるいはそれに準じる環境では SOFA スコアを用いる。既に感染症と診断されている場合や感染症が疑われる状態では SOFA スコアの推移を評価し，SOFA スコアの 2 点以上の急上昇により敗血症と診断する。

※ SOFA：sequential organ failure assessment

（参考資料：日本版敗血症診療ガイドライン 2020）

〔Y.S.〕

② 医療現場で問題となっている耐性菌を学ぶ。

**メモ** *最近医療現場で問題となっている耐性菌を記載する。*

③ 主な感染症を学ぶ。

**メモ** *院内感染を起こし得る病原微生物の感染経路別に特徴・対象微生物，そしてそれらの感染*
*防止対策にはどのようなものがあるか記載する。*

| 感染経路 | 特　徴 | 主な対象微生物 | 感染防止対策 |
|---|---|---|---|
| | | | |
| | | | |
| | | | |

**7**

多職種連携

④ 院内感染防止対策上の抗菌薬適正使用を理解する。

**メモ** *実習病院において使用基準（使用許可制，使用届出制）を作成し，使用制限している抗菌薬を記載する。*

| 抗菌薬 | 使用基準 | 理　由 |
|--------|---------|--------|
|  |  |  |
|  |  |  |
|  |  |  |
|  |  |  |

第7章　多職種連携

**メモ** *耐性菌を発現しにくくするには，どのような点に注意して抗菌薬を使用すべきかを記載する。*

⑤ 薬剤耐性（AMR：Antimicrobial Resistance）対策アクションプランを理解する。

　1980 年代以降，不適切な抗微生物薬の使用等を背景とした新たな薬剤耐性菌の増加や，新たな抗微生物薬の開発の減少，また畜産物等における薬剤耐性菌の問題などが生じるようになってきた。2015 年 WHO 総会において「AMR に関するグローバルアクションプラン」が採択され，各国に対し，自国の行動計画の策定を求めたことにより，日本でも翌 2016 年に今後 5 年間で実施すべき事項をまとめた「AMR 対策アクションプラン」が取りまとめられた。

　アクションプランの目的としては，国民の知識と理解の増進，薬剤耐性の発生状況や抗微生物薬の使用実態の把握，抗微生物薬の適切な使用による薬剤耐性微生物の減少，新たな予防，治療法等の開発などが挙げられている。

check　薬剤耐性対策の 6 分野と目標を以下に示す。

| 分　野 | 目　標 |
| --- | --- |
| 1．普及啓発・教育 | 国民の薬剤耐性に関する知識や理解を深め，専門職等への教育・研修を推進する。 |
| 2．動向調査・監視 | 薬剤耐性及び抗微生物剤の使用量を継続的に監視し，薬剤耐性の変化や拡大の予兆を的確に把握する。 |
| 3．感染予防・管理 | 適切な感染予防・管理の実践により，薬剤耐性微生物の拡大を阻止する。 |
| 4．抗微生物剤の適正使用 | 医療，畜水産等の分野における抗微生物剤の適正な使用を推進する。 |
| 5．研究開発・創薬 | 薬剤耐性の研究や，薬剤耐性微生物に対する予防・診断・治療手段を確保するための研究開発を推進する。 |
| 6．国際協力 | 国際的視野で多分野と協働し，薬剤耐性対策を推進する。 |

（参考資料：薬剤耐性（AMR）対策アクションプラン 2016-2020
平成 28 年 4 月 5 日国際的に脅威となる感染症対策関係閣僚会議より）

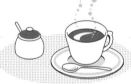

ちょっとブレイク・Kaffeepause・ちょっとブレイク・Kaffeepause

## 手指衛生の 5 つのタイミング

　医療関連感染は手を介して伝播されることが多く，手指衛生は重要な感染対策となる。そして下記の適切なタイミングで手指衛生を実施することで医療関連感染を低減することができる。
① 患者に触れる前
　　→手指を介して伝播する病原微生物から患者を守るため
② 清潔／無菌操作の前
　　→患者の体内に微生物が侵入することを防ぐため
③ 体液に曝露された可能性のある場合
　　→患者の病原微生物から医療従事者と医療環境を守るため
④ 患者に触れた後
　　→患者の病原微生物から医療従事者と医療環境を守るため
⑤ 患者周辺の物品に触れた後
　　→患者の病原微生物から医療従事者と医療環境を守るため

（参考資料：WHO 医療における手指衛生ガイドライン 2009）

〔Y.S.〕

## 【栄養サポート】

### **1** 栄養サポートチーム（NST：Nutrition Support Team）の活動

#### 《栄養サポートチーム加算》

　当該保険医療機関内に以下ア〜エから構成される栄養管理に係るチーム（NST：栄養サポートチーム）が設置されていること。また，以下のうちいずれか 1 人は専従であること。1 日当たりの算定患者数は，1 チームにつき概ね 30 人以内とするが，当該 NST が診察する患者数が 1 日に 15 人以内である場合は，いずれも専任で差し支えない。

　　ア　栄養管理に係る所定の研修を修了した専任の常勤医師
　　イ　栄養管理に係る所定の研修を修了した専任の常勤看護師
　　ウ　栄養管理に係る所定の研修を修了した専任の常勤薬剤師
　　エ　栄養管理に係る所定の研修を修了した専任の常勤管理栄養士

　上記のほか，歯科医師，歯科衛生士，臨床検査技師，理学療法士，作業療法士，社会福祉士，言語聴覚士が配置されていることが望ましい。

　対象患者に対し，週 1 回程度の栄養カンファレンスと回診。ならびに栄養治療実施計画の策定とそれに基づくチーム診療の開催を行った場合に，週 1 回 200 点を（療養病棟入院基本料を算定している場合は入院した日から起算して 1 カ月以内は週 1 回，1 カ月を超え，6 カ月以内の期間は月 1 回）加算する。歯科医師連携加算は，NST に歯科医師が参加し，当該チームとしての診療に従事した場合に，50 点をさらに所定点数に加算する。

（2020 年 4 月時点）

7

多職種連携

## NOTE

① NST の活動を理解する。

メモ 実習病院における NST の構成員と業務内容を記載する。

NOTE 📖

② NST の活動の効果を考える。

メモ　*NST の活動にはどのような効果があるか考える。*

<br><br><br><br><br><br><br><br><br><br>

## 2 サルコペニア・フレイル・悪液質

① さまざまな疾患と栄養状態の関係を理解する。

サルコペニアは「筋量と筋力の進行性かつ全身性の減少に特徴づけられる症候群で，身体的機能障害，QOL（Quality Of Life）の低下，死のリスクを伴うもの」と定義づけられている。高齢者では身体活動量の減少とともに栄養摂取量が減少してサルコペニアになりやすい。

フレイルは，「健常な状態と要介護状態の中間で加齢による筋力や活力が衰えた虚弱状態」と日本老年学会が提唱している。

### 〈虚弱（フレイル）の評価を診療の中に〉

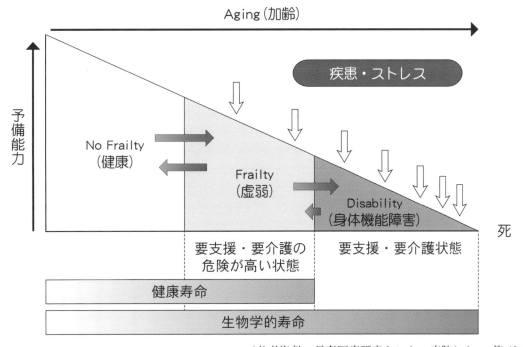

（参考資料：長寿医療研究センター病院レター　第 49 号.）

② サルコペニアの原因による分類を理解する。

**メモ** サルコペニアの原因による分類を考える。

原発性サルコペニア

二次性サルコペニア

**check** 悪液質について理解する。

　悪液質は「基礎疾患に関連して生ずる複合的代謝異常の症候群で，脂肪量の減少の有無にかかわらず筋肉量の減少を特徴とする。臨床症状としては成人では体重減少，小児では成長障害がみられる。」と定義されている。

　がん悪液質は EPCRC からガイドラインが発行され，「従来の栄養サポートでは改善することは困難で進行性の機能障害をもたらし著しい筋組織の減少を特徴とする代謝障害症候群である。病態生理学的には経口摂取の減少と代謝異常による負の蛋白，エネルギーバランスを特徴とする」と定義された。

### 〈EPCRC による悪液質の区分〉

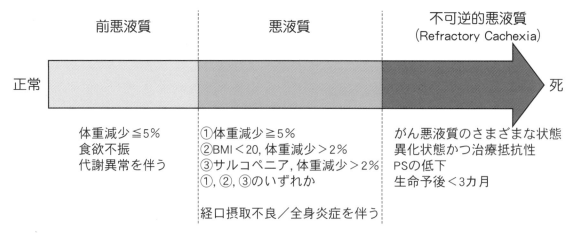

| 前悪液質 | 悪液質 | 不可逆的悪液質<br>(Refractory Cachexia) |
|---|---|---|
| 体重減少≦5%<br>食欲不振<br>代謝異常を伴う | ①体重減少≧5%<br>②BMI＜20, 体重減少＞2%<br>③サルコペニア, 体重減少＞2%<br>①, ②, ③のいずれか<br><br>経口摂取不良／全身炎症を伴う | がん悪液質のさまざまな状態<br>異化状態かつ治療抵抗性<br>PSの低下<br>生命予後＜3カ月 |

EPCRC：European Palliative Care Research Collaborative, BMI：Body Mass Index, PS：Performance Status

**EPCRC** 上質な緩和ケアの提供を目的とし，欧州連合の研究・技術枠組み計画に関連して設立された国際プロジェクト。

**PS** 全身状態の指標の一つで，患者の日常生活の制限の程度を示す。

## 3 栄養療法の選択方法・各栄養療法の特徴

① 栄養療法の選択方法を理解する。

《栄養療法の Decision Tree》

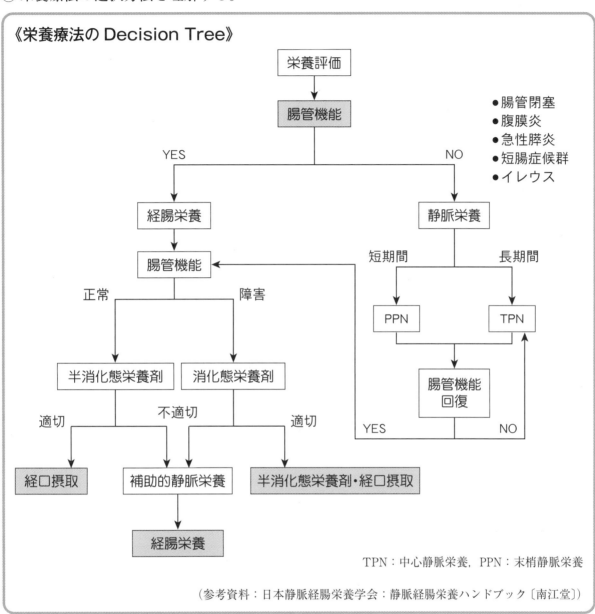

TPN：中心静脈栄養，PPN：末梢静脈栄養

（参考資料：日本静脈経腸栄養学会：静脈経腸栄養ハンドブック〔南江堂〕）

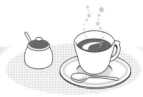

ちょっとブレイク・*Kaffeepause*・ちょっとブレイク・*Kaffeepause*

### 脂肪乳剤の投与速度

　長鎖不飽和脂肪酸であるリノール酸およびαリノレン酸は必須脂肪酸である。静脈栄養施行時には，必須脂肪酸欠乏症に注意する必要がある。

　脂肪乳剤が有効に利用されるには，リポタンパクリパーゼによって脂肪酸に加水分解される必要がある。そのため，速度は 0.1 g/kg/時以下が望ましいとされていて血中 TG（中性脂肪）を確認しながら投与することが重要である。

　（参考資料：日本臨床栄養代謝学会：日本臨床栄養代謝学会　JSPEN テキストブック〔南江堂〕）〔Y.I.〕

② 栄養法・栄養剤（医薬品）の分類と特徴を理解する。

**メモ** *栄養法・栄養剤（医薬品）の特徴と商品名を記載する。*

---

経腸栄養法

◆半消化態栄養剤（Polymeric Formula）商品名：

◆消化態栄養剤（Oligomeric Formula）　商品名：

◆成分栄養剤（ED：Elemental Diet）　　商品名：

---

経静脈栄養法

◆末梢静脈栄養（PPN：Peripheral Parenteral Nutrition）
　　　　　　　　　　　　　　商品名：

◆中心静脈栄養（TPN：Total Parenteral Nutrition）
　　　　　　　　商品名：

③ 栄養療法開始時に注意すべき点を理解する。

メモ　栄養療法開始時に注意すべき合併症と対策について記載する。

## 4 中心静脈栄養（TPN：Total Parenteral Nutrition）

① TPN の主な施行目的を理解する。

メモ　TPN は，どのような患者に施行するか記載する。

7<br>多職種連携

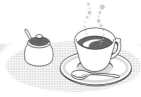

ちょっとブレイク・Kaffeepause・ちょっとブレイク・Kaffeepause

### 在宅栄養療法

　経口摂取のみでは必要な量の栄養量を満たすことができない患者が家庭や社会へ復帰するために在宅栄養療法を行う。病状が安定していて，栄養療法を継続して行う必要がある症例が適応となる。在宅栄養療法には，在宅経腸栄養法（HEN：Home Enteral Nutrition）と，在宅静脈栄養法（HPN：Home Parenteral Nutrition）がある。

　　　（参考資料：日本臨床栄養代謝学会：日本臨床栄養代謝学会　JSPEN テキストブック〔南江堂〕）

〔Y.I.〕

② TPN の投与経路を理解する。

**メモ** 通常，鎖骨下静脈穿刺法が用いられるが，その理由を記載する。

NOTE 📖

③ 中心静脈カテーテルの特徴を理解する。

**メモ** カテーテルの内腔数にはシングルルーメンカテーテルとマルチルーメンカテーテル（トリプル，ダブルなど）があるがその特徴を記載する。

④ TPN 製剤の組成を理解する。

　糖質・タンパク質・脂質・ビタミン・微量元素は TPN の五大栄養素と呼ばれる。

**メモ** 実習病院で使用されている医薬品名と主な成分を記載する。

| 医薬品名 | 主な成分など |
|---|---|
| 糖質・電解質液<br>（例）ハイカリック液-1 号　700 mL | グルコース 120 g（総熱量 480 kcal）<br>$K^+$, P, $Mg^{2+}$, Zn など |
| 糖質・電解質・アミノ酸液 | |
| 糖質・電解質・アミノ酸液・ビタミン剤・微量元素 | |
| アミノ酸輸液 | |
| 脂肪乳剤 | |
| マルチビタミン製剤 | |
| 微量元素製剤 | |

**7**

多職種連携

⑤ TPN 施行中の主な合併症を理解する。

**メモ** *乳酸アシドーシスの発症機序を記載する。*

> ◆添付文書「警告」
>
> 　ビタミン $B_1$ を併用せずに TPN 療法を施行すると，重篤なアシドーシスが発現することがあるので，必ずビタミン $B_1$ を併用すること。

## NOTE 📖

_____

_____

_____

_____

_____

_____

_____

_____

_____

_____

_____

_____

## 5 栄養計算に必要な数値と式

エネルギー必要量の算出方法を理解する。

---

栄養素投与量を決定する場合，最初にエネルギー必要量を計算する必要がある。間接熱量計を用いてエネルギー消費量を実測する方法が正確であるが，簡易式や Harris-Benedict の式を用いて推定することができる。

計算式

◆簡易式

　　1 日エネルギー必要量 kcal＝標準体重 kg×25〜30 kcal/kg

◆ Harris-Benedict の式

　　基礎エネルギー消費量（BEE）

　　男性 BEE：66.47＋（13.75×体重 kg）＋（5×身長 cm）−（6.76×年齢）

　　女性 BEE：655.1＋（9.56×体重 kg）＋（1.85×身長 cm）−（4.68×年齢）

　　1 日エネルギー必要量 kcal＝BEE×活動係数（1.0〜1.7）×傷害係数（1.0〜2.0）

栄養素

● 炭水化物：通常非タンパク質エネルギーの 60〜70％を炭水化物で供給する。投与量としては，ケトーシス発生予防のため，1 日 100 g 以上を炭水化物で摂取することが望ましい。

● 脂肪：推奨される脂肪の摂取量は，1 g/kg/日である。特殊な病態でない限り，総エネルギーの 15〜40％を脂肪で供給するという考え方が一般的である。脂肪は，エネルギー効率が良いだけでなく，生体調節機能に欠かすことができない必須栄養素（必須脂肪酸）のため，経静脈栄養でも，摂取する必要がある。

● タンパク質：エネルギー投与量決定後，タンパク質必要量を算出する。

| タンパク質投与量の目安 | |
| --- | --- |
| ストレスレベル | タンパク質投与量 (g/kg/日) |
| な　し | 0.6〜1.0 |
| 軽　度 | 1.0〜1.2 |
| 中等度 | 1.2〜1.5 |
| 高　度 | 1.5〜2.0 |

　　侵襲度に応じたタンパク質必要量を算出し，次に非タンパクカロリー/窒素比（NPC/N 比：Non-Protein Calorie/Nitrogen）を考慮し算出する。通常 NPC/N 比が 150〜200 がアミノ酸の利用効率がよいといわれている。

　　・NPC（非タンパクカロリー kcal）：アミノ酸以外の栄養素（糖質＋脂質）の投与エネルギー量。

　　・N（窒素量 g）：アミノ酸に含まれる窒素量。N はアミノ酸の平均 16％を占めていることから，アミノ酸 g から 100/16＝6.25 を除して求められる。

メモ 実習病院の *TPN* 指示箋を参考に総投与エネルギー量と *NPC/N* 比を求める。

Rp 1 )

Rp 2 )

◆総投与エネルギー量 kcal を求める。

◆ NPC/N 比を求める。

NOTE 📖

メモ 実習病院の TPN 指示箋を参考に総投与エネルギー量 と NPC/N 比を求める。

## 【褥瘡対策】

> 褥瘡対策チームは，より実践的な褥瘡対策を行うことを目指し，褥瘡回診を行い，褥瘡発生の原因を検討・除去することによって，褥瘡発生および褥瘡患者を減らすことを目的として活動する。

### 1 褥瘡対策チームにおける薬剤師の役割

① 褥瘡対策チームにおける薬剤師の役割を理解する。

メモ 褥瘡対策チームにおける薬剤師の役割を記載する。

② 実習病院における褥瘡対策チームの活動を理解する。

メモ 実習病院における褥瘡対策チームの構成員とチームの活動を記載する。

7

多職種連携

211

## ② 褥瘡の評価

> 日本褥瘡学会における褥瘡の定義は「身体に加わった外力は骨と皮膚表層の間の軟部組織の血流を低下，あるいは停止させる。この状況が一定期間持続されると組織は不可逆的な阻血性障害に陥り褥瘡となる」となっている。
>
> 褥瘡の発生要因の外的因子としては，摩擦，ずれ，局所の湿潤などが挙げられ，内的因子としては，栄養不足，貧血，低アルブミン血症，動脈圧低下などが挙げられる。また，予防と治療のいずれにも，体圧分散（除圧・減圧），栄養管理，基礎疾患の管理が重要とされている。

褥瘡の評価方法を理解する。

> 褥瘡の評価方法としては PSST（Pressure Sore Status Tool），PUSH（Pressure Ulcer Scale for Healing），PUHP（Pressure Ulcer Healing Process），と DESIGN（デザイン）とその改訂版である DESIGN-R などが知られている。
>
> DESIGN は 2002 年に日本褥瘡学会が開発した褥瘡アセスメントスケールである。DESIGN はある特定の褥瘡の治療経過を追うのには有用であるが，複数の褥瘡を比較することができないという問題点があった。このため，DESIGN の個々の項目の重み付けを行い，複数の褥瘡の重症度を点数によって比較することができる DESIGN-R が 2008 年に追加された。2020 年版は，深さの項目に「深部損傷褥瘡（DTI）疑い」および炎症/感染の項目に「臨界的定着疑い」が追加された。

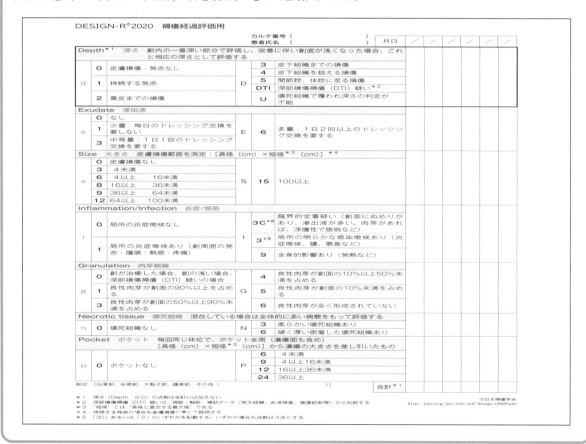

## 3 褥瘡の予防

褥瘡予防のアルゴリズムを理解する。

対象者の自力体位変換能力，皮膚の脆弱性，筋萎縮，関節拘縮をアセスメントし，座位でのクッション選択，シーティング，臥位でのマットレス選択，体位変換，ポジショニング，患者教育，スキンケア，物理療法，運動療法を選択実施する。

### 〈褥瘡予防ケアのアルゴリズム〉

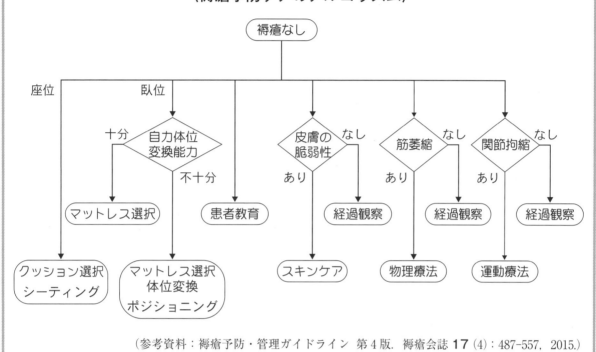

(参考資料：褥瘡予防・管理ガイドライン　第 4 版．褥瘡会誌 **17**（4）：487-557，2015.)

## 4 褥瘡治療

① 褥瘡治癒に栄養管理が重要であることを理解する。

発症後全身管理では，栄養評価を行い，必要な症例には栄養介入を行う。特に基礎疾患を有する，あるいは厳格な栄養管理を必要とする場合は，NST と連携しながら進める。

1) 褥瘡治癒のための必要エネルギーとして，エネルギー量 30〜35 kcal/kg/日を目標とし，褥瘡の程度，基礎疾患や合併症に応じて調整する。
2) 必要量に見合ったタンパク質を補給することが勧められる。タンパク質量 1.2〜1.5 g/kg/日を目標とし，褥瘡の程度，基礎疾患や合併症に応じて調整する。

NOTE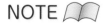

② 軟膏基剤の特性と褥瘡治療に使用される外用剤を理解する。

メモ 軟膏基剤の特性を調べて記載する。

| 分　類 | | 主な基剤 | 特　徴 |
|---|---|---|---|
| 疎水性基剤<br>（脂溶性基剤） | | | |
| 親水性基剤 | 水溶性基剤 | | |
| | 乳剤性基剤 (o/w 型) | | |
| | 乳剤性基剤 (w/o 型) | | |

NOTE 📖

_____

_____

_____

_____

_____

_____

_____

> **メモ** 実習病院で褥瘡に使われる各薬剤の特徴を調べて記載する。各薬剤が，DESIGN のどの病態に使用されるかも記載する。

〈消毒薬〉

| 製剤名 | 基　剤 | 混合注意 | 特　徴 |
|---|---|---|---|
| (例) ユーパスタコーワ軟膏 | 水溶性基剤（マクロゴール＋白糖） | ゲーベンクリーム，ゲンタシン軟膏 | 滲出液を吸収し，優れた殺菌作用を示す。(E→e, I→i, P→−) |
|  |  |  |  |
|  |  |  |  |

〈組織融解薬〉

| 製剤名 | 基　剤 | 混合注意 | 特　徴 |
|---|---|---|---|
|  |  |  |  |

〈肉芽増殖促進薬〉

| 製剤名 | 基　剤 | 混合注意 | 特　徴 |
|---|---|---|---|
|  |  |  |  |

〈上皮化促進薬〉

| 製剤名 | 基　剤 | 混合注意 | 特　徴 |
|---|---|---|---|
|  |  |  |  |
|  |  |  |  |

7

多職種連携

**メモ** *実習病院での症例を記載する。*

## 【緩和ケア】

### 《緩和ケア診療加算と施設基準》

#### 緩和ケア診療加算

緩和ケアを要する患者に対して必要な診療を行った場合に 390 点を加算する。

#### 施設基準（抜粋）

「緩和ケア診療加算に関する施設基準」として当該保険医療機関内に，以下の 4 名から構成される緩和ケアにかかわるチームが設置されていることとされている。また，以下のうちいずれか 1 人は専従であること。ただし，当該緩和ケアチームが診察する患者数が 1 日に 15 人以内である場合は，いずれも専任で差し支えない。

　　ア　身体症状の緩和を担当する常勤医師
　　イ　精神症状の緩和を担当する常勤医師
　　ウ　緩和ケアの経験を有する常勤看護師
　　エ　緩和ケアの経験を有する薬剤師

薬剤師は，麻薬の投薬が行われている悪性腫瘍患者に対する薬学的管理および指導などの緩和ケアの経験を有する者であることが条件である。

症状緩和に係るカンファレンスが週 1 回程度開催されており，緩和ケアチームの構成員および必要に応じて，当該患者の診療を担う保険医，看護師，薬剤師などが参加していることとされている。

（2021 年 9 月時点）

## NOTE 📖

### 《緩和治療の在り方》

　がん疼痛は末期状態だけに出現するものではないので，がんという診断から死亡までの間のどの病期においても痛みに対する治療を行う必要があり，痛みの性状や原因についての検討を進め，適切な薬物療法を行う必要がある。

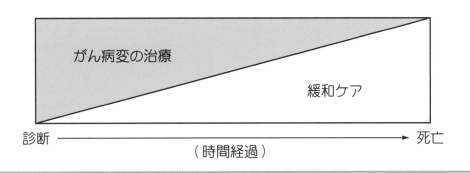

### 《全人的苦痛（Total Pain）》

　英国のセント・クリストファー・ホスピス（St. Christopher's Hospice）の創立者のシシリー・ソンダース（Cicely Saunders）博士は，末期がん患者とのかかわりを通して，末期がん患者に見られる苦痛・苦悩を身体的（physical）苦痛のみとして捉えるのではなく，精神的（mental）苦痛，社会的（social）苦痛，スピリチュアルな（spiritual）苦痛も含めて捉えること，これら4つの苦痛は，互いに影響し合って患者の苦痛を形成しており，総体的緩和ケアが重要であると説いている。

**7**

多職種連携

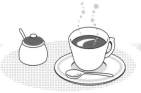

ちょっとブレイク・*Kaffeepause*・ちょっとブレイク・*Kaffeepause*

## オピオイドスイッチング

　オピオイドスイッチングとは，より適切な鎮痛効果が必要なため，また副作用や全身状態の改善のために，現在使用しているオピオイドから他のオピオイドに，その特性を活かして切り替えることである。オピオイドスイッチングを実施する前に次の5項目を確認してから行う。
　　① 痛みの原因を把握する
　　② 疼痛治療の原則に戻る
　　③ 副作用対策を十分に行う
　　④ 患者の状態に注意する
　　⑤ オピオイドの特性を考慮する

（参考資料：日本緩和医療薬学会：臨床緩和医療薬学〔真興交易〕）

〔Y.I.〕

## 1 緩和ケアチーム

① 緩和ケアチームの活動を理解する。

メモ 実習病院における緩和ケアチームの構成員とその役割について記載する。

## NOTE 📖

② 疼痛治療を理解する。

WHO方式がん疼痛治療法における鎮痛薬の使用法は，治療にあたって守るべき「鎮痛薬使用の4原則」と，痛みの強さによる鎮痛薬の選択ならびに，鎮痛薬の段階的な使用法を示した「三段階除痛ラダー（参考）」から成り立っている。

### 〈WHOの三段階除痛ラダー（参考）〉

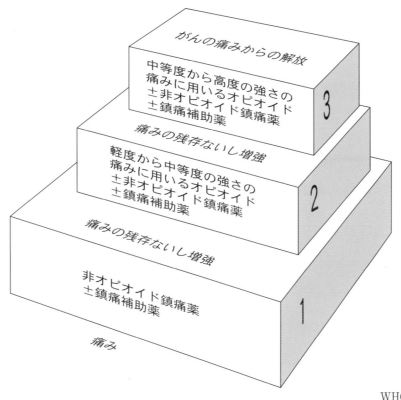

WHO：世界保健機関

（参考資料：日本緩和医療学会：がん疼痛の薬物療法に関するガイドライン2020年版〔金原出版〕，
日本緩和医療薬学会：臨床緩和医療薬学〔真興交易〕）

メモ 実習病院においてがんの疼痛治療に用いられる薬剤を記載する。

| 薬剤分類 | 代表薬 |
| --- | --- |
| 非オピオイド系鎮痛薬 |  |
| 軽度から中等度の痛みに用いるオピオイド鎮痛薬 |  |
| 中等度から高度の痛みに用いるオピオイド鎮痛薬 |  |

《WHO 方式鎮痛薬の投与方法の4原則》

1．by mouth → 経口薬が基本
2．by the clock → 投与時間を決めて定期的に
3．for the individual → それぞれに個別的な対応
4．with attention to detail → そのうえで細かい配慮をもって

③ 痛みの評価を理解する。

《痛みのアセスメント項目》

◆初期アセスメント

1．疼痛の性質と強さ：どこ，いつから，どのような痛み，痛みの強さ など
2．痛みの原因を診断するために必要な身体検査所見：CT，MRI など
3．心理的・社会的およびスピリチュアルなアセスメント
4．疼痛コントロールの目標

◆継続アセスメント

1．治療の効果・副作用
2．痛みの変化（強さ，部位，性質など）
3．目標の達成度，満足度

## NOTE 📖

### 2 オピオイドの使用

① オピオイドの特徴を知る。

**メモ** *実習病院で採用されているオピオイドの医薬品名，および特徴を記載する。*

　レスキュー（レスキュードーズ）とは基本となるオピオイドが定時投与されている状態で痛みが残っているまたは，出現した場合に用いる速効性のオピオイドである。

　レスキューの基本量は，投与経路によって異なる。たとえば，経口投与では換算モルヒネ 1 日の 1/6，皮下注射および静脈注射では 1 時間量の早送りあるいは 1 日量の 1/12 の量を 1 時間で注入する。

| 医薬品名 | 規　格 | 投与経路 | 投与間隔 | 特　徴 |
|---|---|---|---|---|
|  |  |  |  |  |
|  |  |  |  |  |
|  |  |  |  |  |
|  |  |  |  |  |
|  |  |  |  |  |
|  |  |  |  |  |

② オピオイドの副作用と対策を理解する。

オピオイドによる副作用について考える。

---

モルヒネによる便秘，嘔気・嘔吐作用は，鎮痛用量よりも低用量で発現すると考えられるため，投与初期から副作用対策が必要となる。

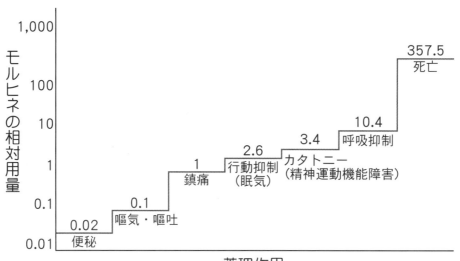

〈モルヒネの主な薬理作用の 50%有効用量の比較〉

（参考資料：鈴木　勉ほか：オピオイド鎮痛薬の適正使用.
Inflammation and Regeneration 26（2）：96-100, 2006.）

---

**メモ** 実習病院における副作用対策を理解する。

| 副作用 | 使用薬剤分類 | 医薬品名 | 使用量 |
|---|---|---|---|
| 嘔気・嘔吐 | | | |
| | | | |
| | | | |
| | | | |
| 便　秘 | | | |
| | | | |
| 眠　気 | | | |
| せん妄・幻覚 | | | |

③ オピオイドを使用する患者の気持ちや立場を理解する。

メモ　オピオイドが処方された患者の立場になり，オピオイドから受けるイメージを記載し，その
対応について記載する。

イメージ

対応

④ 痛みの評価方法を理解する。

メモ　実習病院で検討されている症例について，痛みのアセスメントを行う。

症例

◆初期アセスメント

◆アセスメントを行った症例に対して適切な薬物療法を考える

◆継続アセスメント

7

多職種連携

### 3 鎮痛補助薬の使用

鎮痛補助薬の特徴を知る。

鎮痛補助薬とは，オピオイド鎮痛薬に抵抗性の特殊な痛みに対して用いられる薬剤および鎮痛薬による副作用の治療に用いられる薬剤である。

主たる薬理作用として鎮痛作用を有しないが，鎮痛薬と併用することにより鎮痛効果を高め，特定の状況下で鎮痛効果を示す薬物である。

(参考資料：がん疼痛の薬物療法に関するガイドライン 2020)

**メモ** 実習病院で鎮痛補助薬として用いられている薬剤の用法・用量，副作用を記載する。

| 分　類 | 医薬品名 | 用法・用量 | 副作用 |
|---|---|---|---|
| 抗うつ薬 | | | |
| | | | |
| 神経障害性疼痛治療薬 | | | |

NOTE 📖

# 第8章

# がん化学療法

● 学習のポイント ●

　近年，がん治療は進歩しており，その中での薬物療法の発展は目覚ましいものがある。そのがん化学療法について，薬剤師の役割と薬剤師がかかわることの重要性を理解する。

## がん化学療法工程

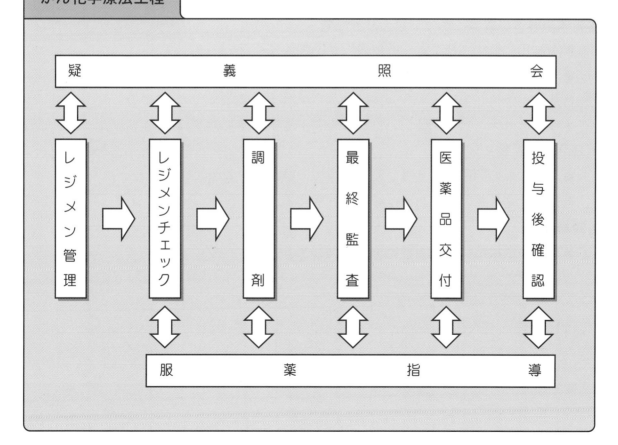

225

## 💬 実習ポイント

### 1 レジメン管理
●がん化学療法におけるレジメン管理の重要性を確認し，薬剤師の役割を理解する。

### 2 がん化学療法の流れ
●レジメン適用から抗がん薬投与までの流れを理解する。

### 3 レジメンチェック
●がん化学療法の治療目的を理解し，確認すべき患者情報を学ぶ。

### 4 抗がん薬の特性・調製
●抗がん薬の性質を理解する。

●抗がん薬（注射剤）の調製手順を理解する。

●抗がん薬（注射剤）の廃棄方法および汚染時の処理方法を理解する。

　※抗がん薬（内用剤）の調剤に関しては，「第1章　調剤　7. 6）細胞毒性のある医薬品の調剤」を参照（40頁）。

### 5 最終監査
●最終監査における注意事項を確認し，最終監査のポイントとその重要性を理解する。

### 6 医薬品交付
●調製された抗がん薬の交付時の注意事項などを理解する。

### 7 疑義照会
●疑義照会の具体例を理解する。

### 8 服薬指導と患者モニタリング・処方提案
●がん化学療法実施患者への指導内容を理解する。

●抗がん薬投与における有効性と安全性の評価指標を理解する。

●抗がん薬投与後に必要なモニタリング項目を理解する。

●モニタリング結果に基づいた処方提案の重要性を理解する。

### 9 リスクマネジメント
●抗がん薬の調製・投与時の医療従事者の曝露防止対策を理解する。

●抗がん薬投与時の緊急安全対策を理解する。

### 10 診療報酬
●がん化学療法における算定項目を理解する。

NOTE 📖

## 💡 実務の習得

### 1 レジメン管理

がん化学療法におけるレジメン管理の重要性を確認し，薬剤師の役割を理解する。

**メモ** *実習病院におけるレジメン管理（申請から登録）の流れを記載し，その中での薬剤師のかかわりを記載する。*

**メモ** *レジメン審査において確認すべきポイントを記載する。*

**8**

がん化学療法

## **2 がん化学療法の流れ**

レジメン適用から抗がん薬投与までの流れを理解する。

**メモ**　*実習病院におけるレジメン適用から実施までの流れを記載する。*

ちょっとブレイク・*Kaffeepause*・ちょっとブレイク・*Kaffeepause*

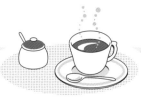

### 免疫抑制剤と B 型肝炎

　生物学的製剤やステロイドなどによる免疫抑制・化学療法を契機に，B 型肝炎ウイルス（HBV）が再活性化したとの報告が増えている。特に，リツキシマブ投与後の HBV 再活性化は，致命的な転帰に至る可能性のある最も注意すべき副作用の一つである。

　免疫抑制・化学療法による HBV 再活性化対策として，2009 年 1 月に厚生労働省研究班より，また 2013 年 5 月に日本肝臓学会よりガイドラインが公表され，添付文書の改訂が行われた。

〔H.T.〕

## 3 レジメンチェック

がん化学療法の治療目的を理解し，確認すべき患者情報を学ぶ。

メモ がん化学療法の治療目的を挙げ，実習病院におけるレジメンを分類して記載する。

術前化学療法

術後補助化学療法

再発・進行治療

化学放射線療法

メモ レジメンチェックにおける確認項目および確認方法を記載する。

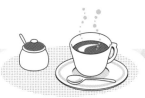

ちょっとブレイク・*Kaffeepause*・ちょっとブレイク・*Kaffeepause*

# がん免疫療法と免疫チェックポイント阻害薬

　がん治療では，手術療法，放射線療法，化学療法が広く用いられているが，これらの治療に加えて，がん免疫療法が "第 4 のがん治療法" として注目されている。がん免疫療法には，免疫チェックポイント阻害薬を用いる免疫チェックポイント阻害療法，がんワクチン療法，エフェクター T 細胞療法，サイトカイン療法など，様々な種類の治療法が存在する。その中でも，免疫チェックポイント阻害薬の 1 つである「オプジーボ®」の登場が印象深い。本庶佑博士ら研究グループによる研究が，「オプジーボ®」の開発に繋がったことを受けて，本庶佑博士が 2018 年のノーベル生理学・医学賞を受賞された。この受賞以降，がん免疫療法や免疫チェックポイント阻害薬は今まで以上に脚光を浴びるようになるとともに，多くの免疫チェックポイント阻害薬が上市された。一方で，がん免疫療法の中には，有効性や安全性に関する科学的根拠が不十分な治療も存在するため，その治療の科学的根拠をしっかりと確認する姿勢を持つことも重要である。

　免疫は異物を見つけると排除する一方で，その作用が過剰になり過ぎないように，ブレーキをかける機能も有している。このブレーキをかける分子群が免疫チェックポイント分子であり，代表的な免疫チェックポイント分子には CTLA-4 や PD-1 がある。免疫チェックポイント阻害薬は，これらの免疫チェックポイント分子もしくはそのリガンドに結合して，免疫抑制シグナルを遮断することで免疫のブレーキを解除し，免疫系を介してがん細胞を攻撃する。その特徴から，様々ながん種に対して効果を示していて，治療に用いられている。免疫チェックポイント阻害薬は，従来の殺細胞性抗悪性腫瘍薬や分子標的治療薬とは異なる作用機序を有するため，副作用も特徴的である。免疫チェックポイント阻害薬による免疫関連の副作用は，免疫のブレーキが解除されることで，免疫反応が過剰になって生じる。このような副作用は免疫関連有害事象 (immune-related adverse events：irAE) と呼ばれ，自己免疫疾患に類似した症状を呈する。irAE は，皮膚，消化管，肝臓，肺，内分泌器に比較的多く生じるとされているが，全身のどこにでも生じる可能性があるため，十分に注意する必要がある。

＜主な免疫チェックポイント阻害薬＞

| 分類 | 薬剤 | 適応症（※ 2021 年 10 月現在） |
|---|---|---|
| CTLA-4 阻害薬 | イピリムマブ | 悪性黒色腫，腎細胞癌，MSI-High を有する結腸・直腸癌，非小細胞肺癌，悪性胸膜中皮腫 |
| PD-1 阻害薬 | ニボルマブ | 悪性黒色腫，非小細胞肺癌，腎細胞癌，ホジキンリンパ腫，頭頸部癌，胃癌，悪性胸膜中皮腫，MSI-High を有する結腸・直腸癌，食道癌 |
| | ペムブロリズマブ | 悪性黒色腫，非小細胞肺癌，ホジキンリンパ腫，尿路上皮癌，MSI-High を有する固形癌，腎細胞癌，頭頸部癌，PD-L1 陽性食道扁平上皮癌，PD-L1 陽性乳癌 |
| PD-L1 阻害薬 | アテゾリズマブ | 非小細胞肺癌，進展型小細胞肺癌，肝細胞癌，PD-L1 陽性乳癌 |
| | デュルバルマブ | 局所進行の非小細胞肺癌（根治的化学放射線療法後の維持療法），進展型小細胞肺癌 |
| | アベルマブ | メルケル細胞癌，腎細胞癌，尿路上皮癌（化学療法後の維持療法） |

　（参考資料：がん免疫療法ガイドライン 第 2 版〔金原出版〕，もっと知ってほしいがんの免疫療法のこと（2019 年版））

〔J.M.〕

## 4 抗がん薬の特性・調製

① 抗がん薬の性質を理解する。

メモ　実習病院において，がん化学療法に用いられる医薬品を列挙し，それぞれの医薬品の特徴（一般名，危険度，代表的な副作用）を記載する。

《抗がん薬の危険度判定基準》
Ⅰ：① 毒薬指定となっているもの
　　② ヒトで催奇形性または発がん性が報告されているもの
　　③ ヒトで催奇形性または発がん性が疑われるもの
　　　上記のいずれかに該当するもの
Ⅱ：① 動物実験において催奇形性，胎児毒性，母体毒性，生殖毒性または発がん性が報告されているもの
　　② 動物において変異原性（in vivo あるいは in vitro）が報告されているもの
　　　上記のいずれかに該当し，Ⅰに該当しないもの
Ⅲ：変異原性，催奇形性，胎児毒性または発がん性が極めて低いか，認められていないもの
不明：変異原性試験，催奇形性試験または発がん性試験が実施されていないか，結果が示されていないもの

| 医薬品名 | 一般名 | 危険度 | 取扱い時の注意や特徴的な副作用 |
|---|---|---|---|
|  |  |  |  |
|  |  |  |  |
|  |  |  |  |
|  |  |  |  |
|  |  |  |  |
|  |  |  |  |
|  |  |  |  |

8

がん化学療法

② 抗がん薬（注射剤）の調製手順を理解する。

**メモ** 実習病院における抗がん薬の調製の流れを記載し，それぞれの工程の内容を記載する。

③ 抗がん薬（注射剤）の廃棄方法および汚染時の処理方法を理解する。

メモ 実習病院における抗がん薬による汚染時の処理・廃棄などの具体的方法を記載する。

（空欄）

※細胞毒性のある医薬品（抗がん薬〔内服剤〕）の調剤については「第 1 章　調剤」を参照（40 頁）。

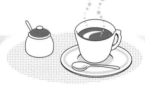

ちょっとブレイク・*Kaffeepause*・ちょっとブレイク・*Kaffeepause*

## 抗がん薬の廃棄と DVO

　抗がん薬の注射剤にはバイアル製剤が多い。抗がん薬の用量は，体表面積や体重に応じて設定される場合が多く，患者ごとに使用量が異なる。そのため，注射剤の混合調製時には残液が発生する場合があるが，細菌汚染等の安全性の観点から廃棄することが多い。近年は，従来の殺細胞性抗悪性腫瘍薬よりも分子標的治療薬や免疫チェックポイント阻害薬が多く登場しているが，これらの薬剤には高額な薬剤が多い。慶應義塾大学大学院の岩本隆特任教授らの研究グループの報告によると，2016 年 7 月から 2017 年 6 月までの抗がん剤バイアル製剤 100 薬剤の年間廃棄額は 738 億円にものぼると試算されている。

　このような背景の下，Drug Vial Optimization (DVO) が注目されている。DVO とは，従来単回使用されていたバイアル製剤を複数回使用し，バイアル内の残薬を廃棄しないように最適化することである。DVO を導入することで，医療費の抑制に繋がると思われる。しかし一方で，細菌汚染や医薬品の取り違えによる過誤等のリスクも存在する。2018 年 6 月 22 日付けで，厚生労働省より「注射用抗がん剤等の安全な複数回使用の要点」と「複数回使用バイアルを用いて無菌調製を行う際の手順書案」が公表された。これらによると，同一バイアル製剤の複数回使用回数は 2 回まで，また，曝露防止用閉鎖式薬物移送システム (CSTD) の使用等を推奨している。DVO を実施するにあたっては，これらの通知に記載されている事項に留意しつつ，施設ごとにその導入可否も含めて検討する必要がある。

（参考資料：－医療費の更なる抑制に向けて－『我が国における DVO 導入』に関する医療費抑制インパクトの推計
研究報告書 Vol.2）

〔J.M.〕

## 5 最終監査

　最終監査における注意事項を確認し，最終監査のポイントとその重要性を理解する。

**メモ** 実際の監査業務を見学し，そのチェックポイントを記載する。

NOTE 📖

## 6 医薬品交付

調製された抗がん薬の交付時の注意事項などを理解する。

メモ　調製された抗がん薬を病棟や化学療法センターへ交付する際の注意点を記載する。

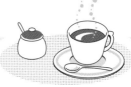

### ちょっとブレイク・Kaffeepause・ちょっとブレイク・Kaffeepause

## 抗がん薬投与患者の居宅時の注意点

　抗がん薬は投与後，患者の尿，便，汗などから排泄される。投与後 48 時間以内に排泄される抗がん薬が多いことから，投与後最低限 48 時間は，患者の排泄物や排泄物で汚染されたリネン類へ接触すると，抗がん薬による曝露の危険性があるので，取り扱いに注意を要する。

　トイレの使用時は，男女とも洋式便器を使用して，排尿時は男性でも座位で行う。トイレの使用後は，便器のふたを閉めてから流す。患者の通常の衣服やリネンは，特別な取り扱いの必要はないが，排泄物で汚染された場合は，他の洗濯物とは分けて 2 度洗いすることなどが推奨されている。

　がん患者も他の疾患を有する患者と同様に，通院治療を受けながら，大半の時間を自宅で過ごすことが多くなっている。そのため，自宅でケアにあたる家族等の介護者も，抗がん薬に曝露される危険性がある。抗がん薬の曝露防止対策については，医療従事者ばかりでなく，患者やその家族に対しても情報を提供することが重要である。

（参考資料：がん薬物療法における職業性曝露対策ガイドライン 2019 年版〔金原出版〕）

〔J.M.〕

8

がん化学療法

## 7 疑義照会

疑義照会の具体例を理解する。

**メモ** 疑義照会が必要となったレジメンまたは処方箋（注射処方箋を含む）について，確認した照会内容，照会後の結果を記載する。

> レジメン
>
>
>
> 処方箋

## 8 服薬指導と患者モニタリング・処方提案

① がん化学療法実施患者への指導内容を理解する。

**メモ** 実習でかかわった（見学した）がん化学療法実施患者のレジメン名および，指導内容を記載する。

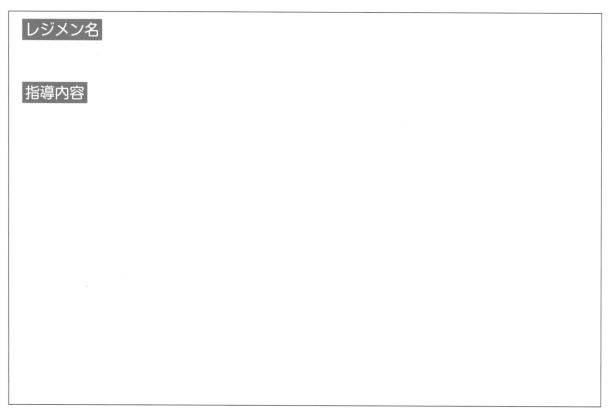

> レジメン名
>
>
> 指導内容

② 抗がん薬投与における有効性と安全性の評価指標を理解する。

**メモ** 抗がん薬の治療効果や副作用を評価するときに用いる *RECIST* ガイドラインと *CTCAE* について記載する。

《抗がん薬の有効性の評価指標》

**RECIST（固形がんにおける効果判定規準）ガイドライン**

◆標的病変に対する効果判定規準

① CR（Complete Response：完全奏効）


② PR（Partial Response：部分奏効）


③ PD（Progressive Disease：進行）


④ SD（Stable Disease：安定）


※抗がん薬の有効性は，上記の腫瘍縮小効果に関する指標以外に，下記の項目などで評価することもある。
- OS：
- PFS：
- DFS：
- TTP：


《抗がん薬の副作用の評価指標》

**CTCAE（有害事象共通用語規準）**

有害事象の評価や報告に用いることができる記述的用語集である。また，各有害事象について，重症度のスケール（グレード）を示している。

グレード1：
グレード2：
グレード3：
グレード4：
グレード5：

（参考資料：固形がんの治療効果判定のための新ガイドライン（RECIST ガイドライン）
—改訂版 version 1.1—日本語訳 JCOG 版 ver.1.0，有害事象共通用語規準 v5.0
日本語訳 JCOG 版，がん治療と化学療法 第3版〔じほう〕）

**8**

がん化学療法

③抗がん薬投与後に必要なモニタリング項目を理解する。

**メモ** 実習病院で採用されている抗がん薬・レジメンの催吐リスク分類を記載する。

| 日本癌治療学会分類 | 海外のガイドラインにおける分類 | 主な薬剤・レジメン |
|---|---|---|
| 高度（催吐性）リスク | high emetic risk<br>（催吐頻度＞90%） | |
| 中等度（催吐性）リスク | moderate emetic risk<br>（催吐頻度 30～90%） | |
| 軽度（催吐性）リスク | low emetic risk<br>（催吐頻度 10～30%） | |
| 最小度（催吐性）リスク | minimal emetic risk<br>（催吐頻度＜10%） | |

## NOTE 📖

メモ　代表的な抗がん薬の副作用の発現時期とその対処法を記載する。

| 副作用の種類 | | 発現時期/対処法 |
|---|---|---|
| 悪心・嘔吐 | 急性 | |
| | 遅発性 | |
| 骨髄抑制 | 白血球（好中球） | |
| | 赤血球 | |
| | 血小板 | |
| 末梢神経障害 | | |
| 粘膜障害 | | |
| 副作用の種類 | | 発現時期/対処法 |

**8**

がん化学療法

④ モニタリング結果に基づいた処方提案の重要性を理解する。

メモ ①のがん化学療法実施患者における実施後のモニタリング項目 (236 頁) を記載し，その対策のための処方提案の内容を記載する。

| 副作用症状 | 処方提案 |
|---|---|
|  |  |
|  |  |
|  |  |
|  |  |

## 9 リスクマネジメント

① 抗がん薬の調製・投与時の医療従事者の曝露防止対策を理解する。

メモ 抗がん薬の調製・投与時の医療従事者の曝露防止対策を記載する。

② 抗がん薬投与時の緊急安全対策を理解する。

メモ 抗がん薬投与時の緊急安全対策を記載する。

## 10 診療報酬

がん化学療法における算定項目を理解する。

### がん患者指導管理料

　　がん患者指導管理料ハ：200点（患者1人につき6回に限り）

　医師または薬剤師が，患者の心理状態に十分配慮された環境で，抗悪性腫瘍剤の投薬または注射の必要性等について，文書により説明を行った場合に算定できる。なお，薬剤師が実施する場合は，これらの説明に加えて，抗悪性腫瘍剤による副作用の評価を行い，当該患者の診療を担当する医師に対して，情報を提供するとともに，必要に応じて，処方提案も行わなければならない。

### 抗悪性腫瘍剤処方管理加算

　　70点（1処方につき，月1回に限り）

　治療の開始に当たり，投薬の必要性，危険性等について文書により説明を行った上で，抗悪性腫瘍剤を処方した場合に，処方料または処方箋料に加算される。

### 無菌製剤処理料（1日につき）

　　・無菌製剤処理料1（悪性腫瘍に対して用いる薬剤が注射される一部の患者）

　　　　イ　閉鎖式接続器具を使用した場合：180点

　　　　ロ　イ以外の場合：45点

　無菌室，クリーンベンチ，安全キャビネット等の無菌環境において，無菌化した器具を用いて，製剤処理を行った場合に算定できる。無菌製剤処理は，常勤の薬剤師が行わなければならない。

### 外来化学療法加算（1日につき）

　　・外来化学療法加算1

　　　　外来化学療法加算1（1）＜抗悪性腫瘍剤＞：600点（15歳未満の患者：820点）

　　・外来化学療法加算2

　　　　外来化学療法加算2（1）＜抗悪性腫瘍剤＞：470点（15歳未満の患者：740点）

　悪性腫瘍等の患者に対して，治療の開始に当たり，注射の必要性，危険性等について文書で説明し同意を得た上で，外来化学療法に係る専用室において化学療法を行った場合，注射の費用に加算される。

### 連携充実加算

　　150点（月1回に限り）

　外来化学療法加算1（1）の算定患者に対して，レジメン（治療内容）を提供し，患者の状態を踏まえた必要な指導を行うとともに，地域の保険薬局等との連携体制を整備している場合，注射の費用に加算される。

### 抗悪性腫瘍剤局所持続注入

　　165点（1日につき）

　皮下植込型カテーテルアクセス等を用いて，抗悪性腫瘍剤を動脈内，静脈内又は腹腔内に局所持続注入した場合に算定できる。

**8**

がん化学療法

## 肝動脈塞栓を伴う抗悪性腫瘍剤肝動脈内注入

165 点（1 日につき）

　抗悪性腫瘍剤注入用肝動脈塞栓材と抗悪性腫瘍剤を混和して肝動脈内に注入する場合に算定できる。

（2020 年 4 月時点）

---

ちょっとブレイク・*Kaffeepause*・ちょっとブレイク・*Kaffeepause*

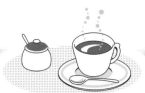

## がん医療と薬剤師外来

　がん治療の進歩により，がん化学療法は入院治療から外来治療にシフトしてきている。また，外来患者は入院患者に比べて，医療スタッフと接する時間が少ない上に，がん化学療法に伴う副作用を居宅時に経験することも多いため，薬剤師による服薬指導や薬学的管理の意義が大きい。

　近年，このような背景のもと，外来患者が来院してから医師による診察までの待ち時間等を利用して，医師の診察室と同様な個室を利用して，薬剤師が患者面談を実施する薬剤師外来を導入する施設が増加している。薬剤師外来において，薬剤師が服薬指導，アドヒアランスの確認，副作用評価に基づく医師への処方提案などの業務を通して，外来患者に対するチーム医療を実践することで，がん医療の質の向上に貢献している。

〔J.M.〕

# 第9章

# 製　剤

● 学習のポイント ●

　本章では，実習病院での院内製剤と調製法を学び，必要な設備や機器を体験・見学することで，その必要性を理解する。また，個々の患者の病状に応じた製剤（特殊製剤）の開発・調製には，薬学独自の専門知識と技能が求められる。製剤業務を通じて，薬剤師の重要な責務を理解する。また，院内製剤を取り巻く環境の変化，求められる院内手続き，品質保証について理解する。

## 院内製剤工程

製剤の準備（原料・機器など）　→　製剤原料の秤量・計量　→　製剤の調製　→　充填・包装（検査・表示）　→　製剤品

9

製剤

## 🗨 実習ポイント

### 1 院内製剤の必要性
- ●一般製剤と特殊製剤の区別やその必要性を理解する。
- ●製剤の種類とその成分や使用目的を理解する。

### 2 院内製剤の調製に必要な設備・機器類および操作法
- ●調製に必要な設備・機器類を見学する。
- ●滅菌法の基本的注意事項を学ぶ。

### 3 製剤実務
- ●実際に院内製剤を調製し，その工程（調製法）を理解する。

### 4 院内製剤のクラス分類と院内手続き
- ●院内製剤のクラス分類を理解する。
- ●クラス分類ごとに必要な院内手続きを理解する。

### 5 院内製剤にかかわる関係法令と品質管理
- ●院内製剤に関する法令，倫理規範，品質管理の重要性を理解する。

NOTE 📖

## 💬 実務の習得

### 1 院内製剤の必要性

　毎年，多くの医薬品が製造承認を受け上市される。しかし，実臨床の場で，さまざまな疾病を持つ個々の患者に最適な薬物治療を実施するうえで，市販の医薬品だけでは対応できない場合がある。そのような場合，個々の患者に対応すべく薬剤師によって調製され供給されてきたのが，院内製剤である。このような院内製剤の中には，治療効果の検証が行われ，後に製薬会社が製造承認を取得し市販されるようになったものも存在する。

　一例としてメトロニダゾール軟膏（ロゼックスゲル 0.75％）が挙げられる。英国では効能・効果を有する製品が販売されていたが，わが国では承認されていなかったため，院内製剤として使用されていた。2010 年に日本緩和医療学会等より厚生労働省に設置された「医療上の必要性の高い未承認薬・適応外使用薬検討会議」に対して市販化の要望がなされ，その妥当性を評価したうえで，厚生労働省より製薬企業に開発が依頼された。

　　（参考資料：日本病院薬剤師会：院内製剤の調製及び使用に関する指針（Version1.0）．2012，
　　　　　　　渡辺享平，後藤伸之ほか：平成 23 年度学術委員会学術第 4 小委員会報告 医療現場に必要
　　　　　　　な薬剤の市販化に向けた調査・研究．日病薬誌 48：929-931, 2012）

### 《市販化された主な院内製剤》

　肝細胞がんの経皮的注入用無水エタノール注射剤，カテーテル凝固防止剤プレフィルドヘパリン生食液，精製白糖・ポビドンヨード軟膏，メトロニダゾール軟膏，モルヒネ塩酸塩水和物坐剤，モノエタノールアミンオレイン酸塩注射剤，脳脊髄手術用洗浄・灌流液，ジメチルスルホキシド膀胱注入液剤（間質性膀胱炎）など

### 《院内製剤が必要とされる理由》

　1）市販品がない
　2）市販品はあるが必要としている剤形，濃度，容量がない
　3）調剤業務の補助（予製剤）
　4）保存安定性に問題がある
　5）製剤処方の改良，新たな製剤の開発が望まれる

**9**

製

剤

① 一般製剤と特殊製剤の区別やその必要性を理解する。

**メモ** 院内製剤を一般製剤と特殊製剤に分類し，その定義と実習病院における各々の代表的な院内製剤を記載する。

| 一般製剤 | 特殊製剤 |
|---|---|
|  |  |
| **代表例** | **代表例** |
|  |  |

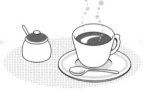

ちょっとブレイク・Kaffeepause・ちょっとブレイク・Kaffeepause

## 米国の薬学教育

　2006 年（平成 18 年）から日本でも薬学教育の 6 年制が開始された。一方，米国の薬学教育は 1950 年代から 6 年制で統一されている。教養課程 2 年終了後に 4 年間の専門課程（1 年間の臨床研修を含む）を修了すると Pharm. D. の学位を取得し，州ごとに行われる薬剤師試験を受けて薬剤師免許証を取得することになる。その後，さらに臨床・教育・研究について研修を積むために，それぞれ Residency，Traineeship，Fellowship と呼ばれる研修段階がある。6 年制導入以前に 4 年制教育を修了した者に対して，Pharm. D. を取得するための教育継続プログラム（CCO：Continuation Curriculum Option）もある。

〔K.K.〕

② 製剤の種類とその成分や使用目的を理解する。

メモ 実習病院における主な院内製剤を取り上げて，処方，使用目的および保存条件や使用期限を記載する。

| 院内製剤名 | 処方（成分） | 使用目的 | 保存条件・使用期限 |
|---|---|---|---|
|  |  |  |  |
|  |  |  |  |
|  |  |  |  |
|  |  |  |  |
|  |  |  |  |

9

製 剤

NOTE 📖

## 2 院内製剤の調製に必要な設備・機器類および操作法

① 調製に必要な設備・機器類を見学する。

メモ 実習病院において，薬剤部に設置されている設備および機器の名称と使用目的を記載する。

| 設備および機器の名称 | 使用目的 |
| --- | --- |
|  |  |

① 調製に必要な設備・機器類を見学する。

② 滅菌法の基本的注意事項を学ぶ。

メモ 実習病院における主な滅菌法と，その特徴および注意点を記載する。

| 滅菌法 | 特　徴 | 注意点 |
|---|---|---|
|  |  |  |
|  |  |  |
|  |  |  |
|  |  |  |
|  |  |  |

9

製

剤

## 3 製剤実務

実際に院内製剤を調製し，その工程（調製法）を理解する。

メモ 実習病院で，実際に調製した院内製剤の工程（調製法）を記載する。

製剤名

処方

適応

調製法

調製時の注意点

## 4 院内製剤のクラス分類と院内手続き

院内製剤は，製薬会社が販売する医薬品のように，国の承認を経て製造されるものではない。個々の患者の病状に合わせて作られる院内製剤は薬物治療を行ううえで重要な役割を担っている一方で，さまざまな課題もある。すなわち，院内製剤を適用するため，その必要性などについて患者やその家族に十分な説明と同意が不可欠ということである。

このような中で日本病院薬剤師会は，2012年7月，「院内製剤の調製及び使用に関する指針 Version1.0」（以下，「指針」）をまとめた。この指針では，製剤の人体への侵襲性，原材料，使用目的などに応じたクラス分類，院内における手続き，品質保証の方法などが示されている。

① 院内製剤のクラス分類を理解する。

指針では院内製剤を人体への侵襲性，製造プロセスや使用目的などに従い，以下のようにクラス分類している。

◆クラスⅠ
- 医薬品，医療機器等の品質，有効性及び安全性に関する法律（以下，医薬品医療機器等法）で承認された医薬品またはこれらを原料として調製した製剤を，治療・診断目的で，医薬品医療機器等法の承認範囲（効能・効果，用法・用量）外で使用する場合であって，人体への侵襲性が大きいと考えられるもの
- 試薬，生体成分（血清，血小板等）[※]，医薬品医療機器等法で承認されていない成分またはこれらを原料として調製した製剤を治療・診断目的で使用する場合
  ※患者本人の原料を加工して本人に適用する場合に限る。

◆クラスⅡ
- 医薬品医療機器等法で承認された医薬品またはこれらを原料として調製した製剤を，治療・診断目的として医薬品医療機器等法の承認範囲（効能・効果，用法・用量）外で使用する場合であって，人体への侵襲性が比較的軽微なもの
- 試薬や医薬品でないものを原料として調製した製剤のうち，ヒトを対象とするが，治療・診断目的でないもの

◆クラスⅢ
- 医薬品医療機器等法で承認された医薬品を原料として調製した製剤を，治療を目的として，医薬品医療機器等法の承認範囲（効能・効果，用法・用量）内で使用する場合
- 試薬や医薬品でないものを原料として調製した製剤であるが，ヒトを対象としないもの

**9**

製 剤

メモ クラス分類の例を挙げ，また代表的な院内製剤を記載する。

|  | それぞれのクラス分類の例 | 代表的な院内製剤 |
|---|---|---|
| クラスI |  |  |
| クラスII |  |  |
| クラスIII |  |  |

② クラス分類ごとに必要な院内手続きを理解する。

> 指針では，このクラス分類に従い，必要な院内手続きを定めている。
> ◆クラスI：倫理性（科学的妥当性を含む）を審査する委員会での承認
>      文書による患者への説明と自由意志による同意
> ◆クラスII：倫理性（科学的妥当性を含む）を審査する委員会での承認
>      同意書の要・不要については審査委員会の指示に従う
> ◆クラスIII：院内製剤と各使用目的のリストを院内の適切な委員会に報告

メモ 指針を参考に，クラス分類ごとの院内手続きなどについて記載する。

|  | クラスごとの院内手続き | | | 使用記録（患者名・使用日・使用量） | 委員会報告 | | 費用請求 |
|---|---|---|---|---|---|---|---|
|  | 倫理審査 | 同意書 | 製剤リストの報告 |  | 使用報告 | 使用結果報告（症例数・有害事象・有効性評価） |  |
| クラスI |  |  |  |  |  |  |  |
| クラスII |  |  |  |  |  |  |  |
| クラスIII |  |  |  |  |  |  |  |

## 5 院内製剤にかかわる関係法令と品質管理

院内製剤に関する法令，倫理規範，品質管理の重要性を理解する。

### 《院内製剤と製造物責任法》

　院内製剤の一部は製造物責任法（PL法）上の製造物となり得る可能性がある。医薬品は一般の商品とは異なる「特殊性」があるため，一概には言えないが，不特定の患者のために「予め造り置くもの」は調剤準備行為として調製されたものとは言えず，PL法の製造物に該当する，と解される可能性がある。その意味でも，当該製剤の必要性，倫理面，品質管理などを十分に検討するシステム作りが重要である。

PL：Product Liability

（参考資料：三輪亮寿：PL法と病院薬剤師　法の解釈. 日本病院薬剤師会雑誌 31：1283-1287, 1995）

**メモ** *実習病院における，製剤に関する院内手続き，倫理審査の流れを記載する。*

**9**

製

剤

## NOTE 📖

**メモ** 実習病院における製剤の品質管理方法を記載する。

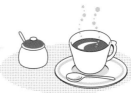

## チーム医療における薬剤師の役割

　米国のチーム医療における薬剤師の業務は病棟（診療科）により多少異なる。

　例えば，脳外科担当の病棟薬剤師は手術前後の服薬管理や疼痛管理，抗てんかん剤の投与量設定などを行い，NICU（新生児集中治療室）では新生児の輸液管理や感染症治療（抗生剤の選択および投与量設定）などを行う。輸液管理については，日々の血液データを基に必要な糖質，アミノ酸，脂肪の量を計算し，電解質，ミネラルの量も算出し処方を出す。日本と違い，米国ではオーダーメードの輸液を使用するため，電解質の細かな補正が可能となっている。感染症チームの薬剤師は，担当病棟を持たず，依頼された患者について抗生剤の選択，投与量の設定を感染症チームの医師に提案する。

　日本でも感染症管理チーム（ICT）や疼痛管理チーム，がん化学療法管理チーム，褥瘡管理チーム，栄養管理チーム（NST）などが活動している病院が増えている。

〔K.K.〕

# 第 10 章

# 治験管理

## ● 学習のポイント ●

治験管理では，GCP（Good Clinical Practice：「医薬品の臨床試験の実施の基準に関する省令」）に基づいた治験の実施において，より質の高い情報を医薬品に付加するために薬の専門家である薬剤師が関与することの重要性を理解するとともに，治験審査委員会の役割と治験事務局の業務，さらに薬剤師が今後行うべき CRC（Clinical Research Coordinator：臨床研究コーディネーター）の業務について学ぶ。

## 🗣 実習ポイント

### 1 医薬品開発の流れ

● 医薬品開発の流れを理解する。

### 2 臨床試験

● ヘルシンキ宣言とは何かを理解する。
● GCP とは何かを理解する。
● 臨床試験の分類を理解する。

### 3 治験の実施

● 治験の全体的な流れを理解する。
● 治験審査委員会（IRB）の役割を理解する。
● インフォームド・コンセントの必要性を理解する。
● 治験事務局における事務業務と薬剤師の役割を理解する。
● CRC 業務を理解する。

（参考資料：改正 GCP 治験ハンドブック改訂第 3 版追補〔薬事日報社〕，
新 GCP に関する Q&A ハンドブック改訂第 3 版〔エルゼビア・ジャパン〕，
CRC テキストブック第 4 版〔医学書院〕，薬学総論 II. 薬学と社会〔東京化学同人〕）

## 🍄 実務の習得

### **1 医薬品開発の流れ**

医薬品開発の流れを理解する。

check　*新医薬品の研究開発の流れを理解する。*

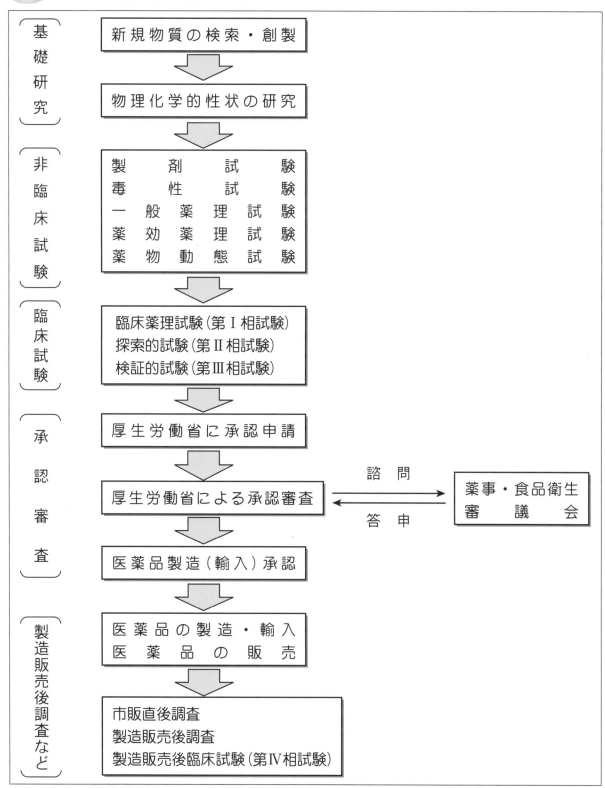

## 2 臨床試験

① ヘルシンキ宣言とは何かを理解する。

### 《ヘルシンキ宣言とは》

- 医学の進歩のためにはヒトを対象とした試験は不可欠であることをはっきりと認めたうえで，被験者個人の利益と福祉を科学や社会に対する寄与よりも優先するべきであるという原則に立って，臨床研究の倫理を守るための具体的な手続きを明らかにしたものであり，医師倫理のバイブルとされている。
- 2000年10月に世界医師会・エジンバラ総会において修正され，ヒトから派生するものを対象にした医学研究をすべて同宣言の適応に含めることで，ヒトゲノム解析などに代表される先端医学研究が倫理を逸脱して推進されることのないように歯止めをかけた。
- 2008年10月に世界医師会・ソウル総会において修正され，被験者，弱者の擁護を一層強化し，また，臨床試験のデータベース登録，個人を特定できるヒト由来の試料，データ，データベースを利用する研究の研究倫理委員会による承認を義務化した。
- 2013年10月に世界医師会・フォルタレザ総会において修正され，バイオバンクなどの研究試料の再利用に関するインフォームド・コンセントの実施と研究倫理委員会の権限が強化された。

② GCPとは何かを理解する。

### 《GCPとは》

「医薬品の臨床試験の実施の基準に関する省令」（GCP：Good Clinical Practice）

「医薬品，医療機器等の品質，有効性及び安全性の確保等に関する法律」に基づく医薬品の製造（輸入）承認申請の際に提出すべき資料の収集のために行われる臨床試験（治験）が倫理的な配慮のもとに科学的に適正に実施されるように，治験に携わる医療機関・医師・企業などの関係者の遵守すべきルールを定めたもの。1990年（平成2年）ガイドラインとして通知後，1998年（平成10年）ICH-GCPに基づいた法的規制をもつ現在のGCPになる。

ICH：International Conference on Harmonisation of Technical Requirements for
Registration of Pharmaceuticals for Humen Use

| 第一章 | 総　則 |
|---|---|
| 第二章 | 治験の準備に関する基準 |
| 第一節 | 治験の依頼をしようとする者[※1]による治験の準備に関する基準 |
| 第二節 | 自ら治験を実施しようとする者[※2]による治験の準備に関する基準 |
| 第三章 | 治験の管理に関する基準 |
| 第一節 | 治験依頼者[※1]による治験の管理に関する基準 |
| 第二節 | 自ら治験を実施する者による治験[※2]の管理に関する基準 |
| 第四章 | 治験を行う基準 |
| 第一節 | 治験審査委員会 |
| 第二節 | 実施医療機関 |
| 第三節 | 治験責任医師 |
| 第四節 | 被験者の同意 |
| 第五章 | 再審査等の資料の基準 |
| 第六章 | 治験の依頼等の基準 |

※1：（製薬）企業治験，※2：医師主導治験

**10**

治験管理

③ 臨床試験の分類を理解する。

**メモ** 実習病院で実際に行われている治験がどの段階であるかを確認し，治験対象疾患を記載する。

| 臨 床 試 験 | 内 容 |
|---|---|
| 臨床薬理試験<br>（第Ⅰ相試験） | 【目的】治験薬について臨床安全用量の範囲ないし最大安全用量を推定することを目的とし，併せて薬物動態を検討する。また薬力学的な評価，初期からさまざまな段階での薬効評価を行う。<br>【内容】健康な志願者（原則として少数の健康成人男性志願者）や特定のタイプの患者（例えば軽度の高血圧患者）を対象として実施する。<br>【治験対象疾患】 |
| 探索的試験<br>（第Ⅱ相試験） | 【目的】引き続き行われる試験において用いられる用法・用量，見込みのあるエンドポイント，治療方法，対象となる患者群（例：軽症例か重症例か）を評価する。<br>【内容】患者を対象に用量反応の初期的推測を行い，安全性・有効性および薬物動態などについて瀬踏み的に検討。それに続く試験では，治験薬の薬効プロフィール（適応範囲）を明らかにするための探索的検討を行うとともに，用量反応（設定）試験（必要な場合にはプラセボも含める）を行い，最少有効量および最大安全量を検討し，臨床至適用量範囲を決定する。<br>【治験対象疾患】 |
| 検証的試験<br>（第Ⅲ相試験） | 【目的】通常，治療上の利益を証明または確認することを主要な目的とする。<br>【内容】意図した適応および対象患者群において，その治験薬が安全で有効であるという第Ⅱ相試験で蓄積された予備的な証拠を精密かつ客観的に検証するために行う。<br>【治験対象疾患】 |
| 製造販売後調査 | 市販直後調査，使用成績調査，特定使用成績調査などに分類される。<br>【目的】種々の病態を有する多数の患者からの情報，長期投与時の安全性および有効性に関する情報などを収集し，評価する。<br>【内容】GPSP（「医薬品の製造販売後の調査及び試験の実施の基準に関する省令」）に基づいて行う。 |
| 製造販売後<br>臨床試験<br>（第Ⅳ相試験） | 製造販売後臨床試験<br>【目的】種々の病態を有する多数の患者からの情報，長期投与時の安全性および有効性に関する情報などを収集し，評価する。<br>【内容】GCP および GPSP に基づいて行う。<br>【試験対象疾患】 |

## **3** 治験の実施

① 治験の全体的な流れを理解する。

check **実習病院における治験の実施にかかわる部署（人々）の関係を理解する。**

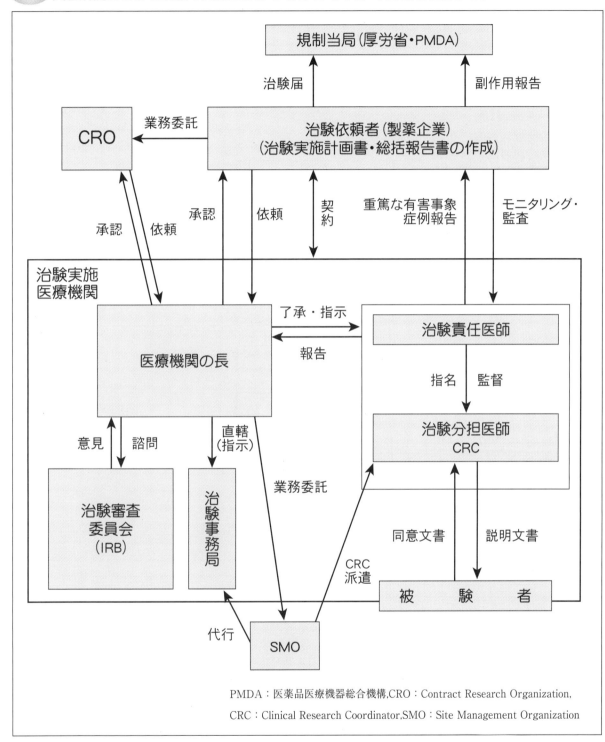

PMDA：医薬品医療機器総合機構,CRO：Contract Research Organization,
CRC：Clinical Research Coordinator,SMO：Site Management Organization

NOTE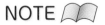

check *治験開始までの流れを理解する。*

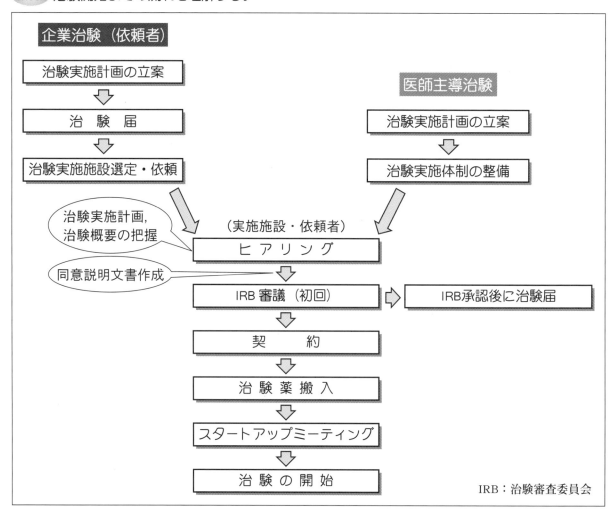

ちょっとブレイク・*Kaffeepause*・ちょっとブレイク・*Kaffeepause*

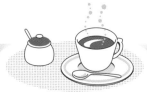

## ICH-GCP とは？

　ICH (International Conference on Harmonisation of Technical Requirements for Registration of Pharmaceuticals for Human Use：日米 EU 医薬品規制調和国際会議) とは，日・米・EU 三極の新医薬品，承認審査資料の統一を図ることにより，データの国際的な相互受入れを実現するための国際会議のこと。臨床試験や動物実験などの不必要な繰り返しを防ぎ，承認審査を迅速化するとともに，新医薬品の研究開発を促進し，優れた新医薬品をより早く患者の手元に届けることを目的とする。しかし，ICH-GCP 導入以来，日本では治験の数と進行速度が著しく減少し，新薬開発に支障をきたしかねない状況になっている。　　　　　　　　　　　　　　　　　　　〔K.K.〕

**check** *治験開始から終了までの流れを理解する。*

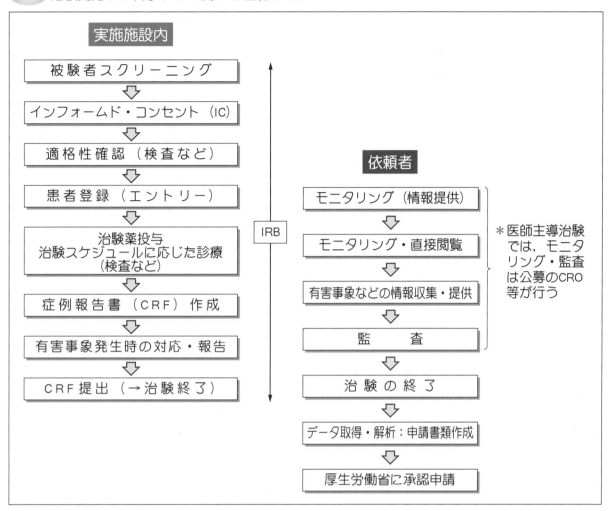

② 治験審査委員会（IRB）の役割を理解する。

**メモ** *IRB の設置目的を記載する。*

**10**

治験管理

NOTE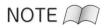

メモ　*IRB の構成メンバーの定義および実習病院における構成メンバーを記載する。*

定義

実習病院における構成メンバー

メモ　*IRB の審議内容について記載する。*

NOTE 📖

③ インフォームド・コンセントの必要性を理解する。

メモ　インフォームド・コンセントの定義および必要性を記載する。

> **インフォームド・コンセント (IC：Informed Consent) とは**
>
>
>
>
>
>
> **インフォームド・コンセントの必要性**

check　インフォームド・コンセントの方法を理解し，実習病院で実際に行われている治験の同意
説明文書と比較する。

> 　医師が，臨床試験（治験）の同意・説明文書を提示し患者に説明する。しかし，すべてについて医師が説明をすることは困難であり，CRC が説明補助者としてサポートしている。
>
> 〈説明事項〉
> □ 治験が研究を伴うこと　　　□ 治験の目的　　　□ 治験の方法
> □ 被験者の治験への参加予定期間（事前の健康診断の内容の説明や検査のスケジュール）
> □ 治験に参加する予定の被験者数　　　□ 予想される副作用，メリット・デメリット
> □ 他の治療法の有無およびその治療法のメリット・デメリット
> □ 治験に関連する健康被害が発生した場合の補償および治療
> □ 治験への参加の自由と同意撤回の自由および同意しなくても不利益はないことについて
> □ 被験者またはその代諾者の治験への参加継続の意思に影響を与える可能性のある情報が得
> 　られた場合には速やかに伝えられること
> □ 治験を中止させる場合の条件または理由
> □ モニター，監査担当者，治験審査委員会および規制当局が医療記録を閲覧できること
> □ 治験の結果が公表される場合でも被験者の秘密は保全されること
> □ 被験者が費用負担する場合の内容　　　□ 被験者へ支払われる金銭などの内容
> □ 治験責任医師または治験分担医師の氏名，職名および連絡先　　　□ 医療機関の相談窓口
> □ 被験者が守る事項　　　□ 治験審査委員会の公表について
>
> 　以上を詳細に説明し，被験者の疑問に対しても納得がいくまで十分に説明してから，被験者自身が同意するかどうかの意思を聞き，同意書に署名をもらう。被験者が自分で判断できない場合は，家族にも十分な説明を行い，同意（署名）をもらう。
>
> 　　　　　　　　　　　　　　　CRC：Clinical Research Coordinator；臨床研究コーディネーター

**10**

治験管理

④ 治験事務局における事務業務と薬剤師の役割を理解する。

> **メモ** 実習病院における治験事務局業務を理解し，薬剤師の役割を記載する。

---

**《治験事務局業務》**

1. 治験実施のための各種標準業務手順書（SOP：Standard Operating Procedure）の整備
2. 治験審査委員会の委員の指名に関する業務
3. 治験の契約にかかわる手続きなどの業務
4. 治験の実施に必要な文書の作成
5. 治験審査委員会事務局の審査の対象となる文書およびその他の通知または報告が，治験依頼者または治験責任医師から実施医療機関の長に提出された場合に，それらを治験審査委員会，治験依頼者または治験責任医師に提出すること。
6. 治験審査委員会事務局の意見に基づく実施医療機関の長の指示，決定に関する通知文書を作成し，治験責任医師および治験依頼者に伝達すること。
7. 記録の保存
8. その他治験に関する業務の円滑化を図るために必要な業務および支援

**《薬剤師の役割》**

---

> **メモ** 治験使用薬の管理について理解し，市販薬と治験薬の違いを記載する。

---

治験薬管理者：　　　　　　　　　　　　　　　　　　（管理責任者：　　　　　）

治験薬の容器または被包
〈容器に記載すべき事項〉

〈記載してはいけない事項〉

---

*CRO とは何か，およびその業務内容を理解する。*

◆ CRO（Contract Research Organization：開発業務受託機関）とは
　　治験依頼者の治験にかかわる業務を，治験依頼者から受託する個人または組織・団体

◆ CRO の必要性
　　大企業の場合は医薬品開発の経験が豊富であるが，中小製薬企業やベンチャー企業が新規の有望な医薬品を創製した場合には，経験豊富な CRO が治験を請け負った方が合理的で質の高い治験の実施が期待される。

**業務内容**
1. 国内外の製薬企業の開発計画に対するコンサルテーション
2. 臨床試験の受託（各種試験のモニタリング業務，製造販売後調査業務，統計解析業務，データ管理業務，研究会開催の補助 など）
3. 治験国内管理人

*SMO とは何か，およびその業務内容を理解する。*

◆ SMO（Site Management Organization：治験施設支援機関）とは
　　治験実施医療機関における治験業務を管理し，適正かつ効率的な治験の実施を支援する組織

◆ SMO の必要性
　　治験実施医療機関の規模によっては，治験事務局業務および CRC 業務を行う人員を確保できない場合もあるため，適正かつ効率的な治験を実施するために治験業務を管理する機関が必要となる。

**業務内容**
1. 実施医療機関の治験業務の支援
2. 治験事務局業務
3. 臨床研究コーディネーター業務　　　　など

**10**

治験管理

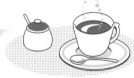

ちょっとブレイク・Kaffeepause・ちょっとブレイク・Kaffeepause

## １つの新薬が誕生するまでには，最低 10 年必要！

　日本では基礎研究に 2〜3 年，非臨床試験に 3〜5 年，臨床試験（治験）に 3〜7 年，承認申請・審査に 1〜2 年かかるため，1 つの新薬が生まれるまでに 9〜17 年もの歳月を要する。中でも臨床試験に要する期間が一番長い。基礎研究で見出された化合物のうち新薬となるのは，約 31,000 分の 1 に過ぎず，途中で開発を断念したものの費用までを含めると，1 品目当たりの薬の開発費用は数百〜一千（平均 500）億円にも達する。　　　　　　　　　　　　　　　　　　　　　　　　　　　　　〔K.K.〕

⑤ CRC 業務を理解する。

**メモ** *CRC とは何かを理解し，実習病院における CRC の構成を記載する。*

◆ CRC（Clinical Research Coordinator：臨床研究コーディネーター）とは

　医学的判断を伴わない治験に関連する業務を治験責任医師に代わり，または共同で行う者の呼称（医療資格は必須ではないが，看護師，薬剤師，臨床検査技師のいずれかの資格取得者がほとんど）。

◆ CRC の必要性

　適正かつ効率的な治験を実施するために，治験責任医師に代わり以下のような業務を行う。また，被験者のインフォームド・コンセントを取得する場合にも，忙しい医師が十分な説明を行うことは困難であるため，時間をかけて被験者に十分に説明することにより，同意取得を容易にする可能性もある。

業務内容

〈実習病院での CRC の構成〉

ちょっとブレイク・Kaffeepause・ちょっとブレイク・Kaffeepause

# 臨床研究の倫理性と信頼性のために

　近年の人を対象とする研究の多様化に伴い，「疫学研究に関する倫理指針」および「臨床研究に関する倫理指針」の適用関係が不明確になってきたこと，研究をめぐる不正事案が発生したことなどから見直し・統合が行われ，2015年に「人を対象とする医学系研究に関する倫理指針」（臨床・疫学研究統合指針）として施行された。その主な内容は，(1) 研究機関の長及び研究責任者等の責務の明確化，(2) バンク・アーカイブの取り扱い，(3) 介入研究の公開データベースへの登録・公表，(4) 倫理審査委員会の機能強化と審査の透明性確保，(5) 研究対象者への負担・リスクに応じたインフォームド・コンセントの手続き，(6) 個人情報等の取り扱い，(7) 利益相反の管理，(8) 侵襲を伴う介入研究に関する試料・情報等の保管，(9) 侵襲を伴う介入研究のモニタリング・監査に関する規定であった。さらに，上記統合指針および「ヒトゲノム・遺伝子解析研究に関する倫理指針」が統合され，2021年に「人を対象とする生命科学・医学系研究に関する倫理指針」（生命・医学系指針）として施行された。本指針の主な変更点は，(1) 工学系の医工連携や人文社会学系などの医学系以外の領域で行われる研究も適用範囲に含めること，(2) 個々の研究実施の最終責任者が研究機関の長から研究責任者に変更されたこと，(3) 研究に関わる機関として研究者以外で試料・情報を新規に取得し研究機関に提供するだけで研究者等に課される各種の義務を負わない「研究協力機関」が新たに追加されたこと，(4) 多機関共同研究の研究代表者が研究協力機関を除く全ての共同研究機関を代表して一つの研究計画書及び説明文書を作成し，一つの倫理審査委員会で一括審査を行うことである。

　また，医薬品等を人に対して用い，その医薬品等の有効性・安全性を明らかにする臨床研究を法律の対象とし，臨床研究に対する信頼性の確保を目的として，「臨床研究法」が2017年4月に公布された。その主な内容は，特定臨床研究*の実施に際し，(1) 臨床研究の実施の手続，(2) 認定臨床研究審査委員会による審査意見業務の適切な実施のための措置，(3) 臨床研究に関する資金等の提供に関する情報の公表制度等を定めている。

*特定臨床研究：医薬品医療機器等法における未承認・適応外の医薬品等の臨床研究や製薬企業等から資金提供を受けて実施される当該製薬企業等の医薬品等の臨床研究

〔K.K.〕

**10**

治験管理

NOTE 📖

## ■ 参考資料 ■

◆**序　章　病院実習を始めるにあたって**

＊ 奥田　潤，川村和美：改訂 7 版薬剤師とくすりと倫理—基本倫理と時事倫理—．じほう，東京．2007．

＊ 日本薬剤師会：薬剤師綱領 薬剤師行動規範・解説．2018．

◆**第 1 章　調　剤**

＊ 堀美智子（監）：医薬品相互作用ハンドブック 第 2 版．じほう，東京．2002．

＊ 堀　了平（編）：図解夢の薬剤 DDS．じほう，東京．1997．

＊ 佐川賢一，木村利美（監）：錠剤・カプセル剤粉砕ハンドブック 第 8 版．じほう，東京．2019．

＊ 大谷道輝，江藤隆史，内野克喜（監）：軟膏・クリーム配合変化ハンドブック 第 2 版．じほう，東京．2015．

＊ 病気とくすり 2021—基礎と実践 Expert's Guide—．薬局 **72**（4）．南山堂，東京．2021．

＊ 田中良子：薬効別服薬指導マニュアル 第 9 版．じほう，東京．2018．

＊ 日本薬剤師会（編）：保険調剤 Q＆A 令和 2 年版（調剤報酬点数のポイント）．じほう，東京．2020．

＊ 社会保険研究所（編）：調剤報酬点数表の解釈（令和 2 年 4 月版）．社会保険研究所，東京．2020．

◆**第 2 章　注射剤調剤（個人別セット）**

＊ 石本敬三（監）：注射薬調剤監査マニュアル 2021．エルゼビア・ジャパン，東京．2020．

＊ 杉本恵申（編）：診療点数早見表 2020 年 4 月版．医学通信社，東京．2020．

＊ 神代　昭ほか：注射剤配合変化の統計解析．薬剤学 **41**：245，1981．

＊ 岩田政則ほか：IVH に配合されたビタミン類の安定性．横浜医学 **42**：129，1991．

＊ エーザイ株式会社：ネオフィリン注 250mg インタビューフォーム 改訂 17 版．

◆**第 3 章　医薬品管理**

＊ 堀岡正義：病院薬局学．南山堂，東京．1993．

＊ 日本公定書協会（監）：麻薬・向精神薬・覚せい剤管理ハンドブック 第 11 版．じほう，東京．2021．

＊ 厚生労働科学研究：「医薬品の安全使用のための業務手順書」作成マニュアル．2007．

＊ 核医学検査 Q＆A なぜ核医学検査を受けるの？編集委員会（編）：核医学検査 Q＆A．日本核医学会，日本核医学技術学会，日本アイソトープ協会．2018．

＊ 日本放射性医薬品協会ホームページ：http://www.houyakkyou.org/

＊ 日本医学放射線学会：放射線診療事故防止のための指針 Ver. 4．2002．

＊ 日本薬剤師会（編）：薬剤師のための災害対策マニュアル．薬事日報社，東京．2012．

◆**第 4 章　医薬品情報管理**

＊ 山崎幹夫（監）：医薬品情報学 第 5 版補訂版．東京大学出版会，東京．2021．

＊ 浦部晶夫ほか（編）：今日の治療薬 2021．南江堂，東京．2021．

＊ 日本中毒情報センター（編）：症例で学ぶ中毒事故とその対策 改訂版．じほう，東京．2000．

＊ 黒山政一ほか（編）：この患者・この症例にいちばん適切な薬剤が選べる同効比較ガイド 1 第 2 版．じほう，東京．2017．

＊ 黒山政一ほか（編）：この患者・この症例にいちばん適切な薬剤が選べる同効比較ガイド 2 第 2 版．じほう，東京．2019．

＊ 医薬品医療機器総合機構（PMDA）ホームページ：「医薬品リスク管理計画」：https://www.pmda.go.jp/safety/info-services/drugs/items-information/rmp/0002.html

＊ 医薬品医療機器総合機構（PMDA）ホームページ：「3 分でわかる！RMP 講座」：https://www.pmda.go.jp/files/000229902.pdf

＊「医療用医薬品の添付文書等の記載要領について」（平成 29 年 6 月 8 日付け薬生発 0608 第 1 号厚生

労働省医薬・生活衛生局長通知）

＊ 厚生労働省：医薬品・医薬機器等安全性情報 No.355. 医薬品医療機器総合機構（PMDA），2018. : https://www.pmda.go.jp/files/000225266.pdf

＊ 厚生労働省：医薬品・医療機器等安全性情報 No.382. 医薬品医療機器総合機構（PMDA），2021. : https://www.pmda.go.jp/files/000240468.pdf

◆第5章　薬剤管理指導と病棟薬剤業務

＊ 日本病院薬剤師会：ハイリスク薬に関する業務ガイドライン（Ver.2.2）. 2016.

＊ 日本病院薬剤師会：薬剤師の病棟業務の進め方（Ver1.2）. 2016.

＊ 大藤高志，佐藤　章（編）：カルテ用語集. 医学書院，東京. 2002.

＊ 井出口直子：わかりやすい薬剤師のためのカウンセリング講座. じほう，東京. 1998.

＊ H. Harold Friedman（編），日野原重明（監訳）：PO 臨床診断マニュアル 第7版. メディカルサイエンスインターナショナル，東京. 2005.

＊ 木村　健：薬剤師のための POS の考え方と導入の仕方. じほう，東京. 2002.

＊ 保坂恵玲ほか：医薬品適正使用のための処方薬剤情報の有用性と評価. 病院薬学 **23**：342, 1997.

＊ 堀　美智子（編著），鈴木則子：お薬手帳の実践的活用法. じほう，東京. 2009.

◆第6章　治療薬物モニタリング（TDM）

＊ 伊賀立二，乾　賢一（編）：薬剤師・薬学生のための実践 TDM マニュアル. じほう，東京. 2004.

＊ 緒方宏泰（編著），増原慶壮ほか：第4版 臨床薬物動態学 薬物治療の適正化のために. 丸善出版，東京. 2019.

＊ 医学通信社（編）：診療点数早見表 2021年4月増補版. 医学通信社，東京. 2021.

＊ 加藤隆一（監）：臨床薬物動態学 改訂第5版. 南江堂，東京. 2017.

＊ 樋口　駿（監訳）：新訂 ウィンターの臨床薬物動態学の基礎. じほう，東京. 2013.

＊ 日本化学療法学会抗菌薬 TDM ガイドライン作成委員会，日本 TDM 学会 TDM ガイドライン策定委員会−抗菌薬領域−（編）：抗菌薬 TDM ガイドライン 改訂版. 日本化学療法学会. 2016.

＊ 木村利美（編）：図解よくわかる TDM 第3版. じほう，東京. 2014.

＊ 日本病院薬剤師会：プロトコールに基づく薬物治療管理（PBPM）の円滑な進め方と具体的な実践事例（Ver. 1.0）. 日本病院薬剤師会. 2016.

◆第7章　多職種連携

＊ 日本病院薬剤師会（編）：消毒薬の使用指針. 薬事日報社，東京. 1999.

＊ 国立病院機構大阪医療センター感染対策委員会，ICHG 研究会（編）：新・院内感染予防対策ハンドブック. 南江堂，東京. 2006.

＊ 日本抗生物質学術協議会（編）：抗菌性物質医薬品ハンドブック 2000. じほう，東京. 2000.

＊ 大久保憲，賀来満夫（編）：改訂 感染対策 ICT 実践マニュアル. メディカ出版，大阪. 2001.

＊ ICHG 研究会（編）：標準予防策実践マニュアル. 南江堂，東京. 2005.

＊ 神谷　晃，尾家重治（編）：薬剤師のための感染制御標準テキスト. じほう，東京. 2008.

＊ 神谷　晃，尾家重治：消毒剤の選び方と使用上の留意点 改訂2版. じほう，東京. 2006.

＊ 日本病院薬剤師会（監）：薬剤師のための感染制御マニュアル 第4版. 薬事日報社，東京. 2017.

＊ 永武　毅（編著）：感染症と抗生物質ハンドブック. メディカルレビュー社，大阪. 1999.

＊ 日本感染症学会，日本化学療法学会（編）：抗菌薬使用のガイドライン. 協和企画，東京. 2005.

＊ 渡辺　彰（編著）：最新抗菌薬療法マニュアル. 新興医学出版社，東京. 2009.

＊ 二木芳人（編著）：学ぶ，取り組む，実践する！AST. 医薬ジャーナル社，大阪. 2014.

＊ 東口高志（編）：NST 完全ガイド 改訂版. 照林社，東京. 2009.

＊ 日本静脈経腸栄養学会（編）：静脈経腸栄養ガイドライン 第3版. 照林社，東京. 2013.

＊ 日本臨床栄養代謝学会（編）：日本臨床栄養代謝学会 JSPEN テキストブック. 南江堂，東京. 2021.

＊ 田村佳奈美（編著）：リハビリテーション栄養 Q & A 33＋症例7：Nutrition Care 2017 春季増刊. メ

ディカ出版，大阪．2017.

* 大村健二，葛谷雅文（編）：治療が劇的にうまくいく！高齢者の栄養 はじめの一歩〜身体機能を低下させない疾患ごとの栄養管理のポイント．羊土社，東京．2013.

* 日本褥瘡学会教育委員会ガイドライン改訂委員会：褥瘡予防・管理ガイドライン（第4版）．褥瘡会誌 **17**（4）：487〜557，2015.

* 日本緩和医療学会，緩和医療ガイドライン作成委員会（編）：がん疼痛の薬物療法に関するガイドライン 2020年版．金原出版，東京．2020.

* 日本緩和医療薬学会（編）：臨床緩和医療薬学．真興交易，東京．2008.

* 鈴木　勉ほか：オピオイド鎮痛薬の適正使用—オピオイド鎮痛薬の有効性と限界—．Inflammation and Regeneration **26**（2）：96-100，2006.

* 荒金英樹，若林秀隆（編著）：悪液質とサルコペニア．医師薬出版，東京．2014.

## ◆第8章　がん化学療法

* 石岡千加史（編）：がん治療レクチャー **3**（1）：総合医学社，東京．2012.

* 日本病院薬剤師会（監）：抗がん薬調製マニュアル 第4版．じほう，東京．2019.

* 有森和彦（監）：がんチーム医療スタッフのための がん治療と化学療法 第3版．じほう，東京．2012.

* 池末裕明，伊藤善規，大石了三（編）：がん化学療法ワークシート 第5版．じほう，東京．2020.

* 日本がん看護学会，日本臨床腫瘍学会，日本臨床腫瘍薬学会（編）：がん薬物療法における職業性曝露対策ガイドライン 2019年版．金原出版，東京．2019.

* 日本癌治療学会（編）：制吐薬適正使用ガイドライン 2015年10月 第2版．一部改訂版 ver.2.2（2018年10月）：http://www.jsco-cpg.jp/item/29/index.html

* 日本臨床腫瘍研究グループ（訳）：固形がんの治療効果判定のための新ガイドライン（RECIST ガイドライン）—改訂版 version 1.1—日本語訳 JCOG 版 ver 1.0．エルゼビア・ジャパン，東京．2010.

* 日本臨床腫瘍研究グループ（訳）：有害事象共通用語規準 v5.0 日本語訳 JCOG 版．2021.

* 令和2年度診療報酬．厚生労働省保険局医療課．2020.

* The National Comprehensive Cancer Network：NCCN Clinical Practice Guidelines in Oncology – Antiemesis – Version 1. 2021.

* Hesketh PJ, Kris MG, Basch E, et al：Antiemetics：American Society of Clinical Oncology Clinical Practice Guideline Update. J Clin Oncol **38**（24）：2782-2797, 2020.

* Roila F, Molassiotis A, Herrstedt J, et al：2016 MASCC and ESMO guideline update for the prevention of chemotherapy – and radiotherapy – induced nausea and vomiting and of nausea and vomiting in advanced cancer patients. Ann Oncol **27**（5）：v119-v133, 2016.

* 日本臨床腫瘍学会（編）：がん免疫療法ガイドライン第2版．金原出版，東京．2019.

* NPO 法人キャンサーネットジャパン：もっと知ってほしいがんの免疫療法のこと 2019年版：http://www.cancernet.jp/meneki

* 岩本隆：－医療費の更なる抑制に向けて－『我が国における DVO 導入』に関する医療費抑制インパクトの推計研究報告書 Vol. 2．2017.

## ◆第9章　製　剤

* 日本病院薬剤師会（編）：病院薬局製剤事例集 第7版．薬事日報社，東京．2013.

* 日本病院薬剤師会：院内製剤の調製及び使用に関する指針（Version1.0）．2012.

* 渡辺享平ほか：平成26年度学術委員会学術第4小委員会報告 医療現場に必要な薬剤の市販化に向けた調査・研究の最終報告．日病薬誌 **51**（9）：1057-1059，2015.

* 川村邦夫：医薬品の設計・開発・製造におけるバリデーションの実際 第3版．じほう，東京．2006.

* 三輪亮寿：PL 法と病院薬剤師 法の解釈．新病薬誌 **31**（11）：1283-1287，1995.

## ◆第10章　治験管理

* 野口隆志（編）：改正 GCP 治験ハンドブック 改訂第3版追補．薬事日報社，東京．2013.

＊　国立大学附属病院薬剤部長会常置委員会新 GCP ワーキンググループ（編）：新 GCP に関する Q & A ハンドブック　改訂第 3 版. エルゼビア・ジャパン, 東京. 2006.

＊　下田和孝, 森下典子, 石橋寿子, 日本臨床薬理学会（編）：CRC テキストブック第 4 版. 医学書院, 東京. 2021.

＊　日本薬学会（編）：薬学総論 Ⅱ. 薬学と社会. 東京化学同人, 東京. 2016.

NOTE

# ■ 索 引 ■

273

**実習ポイントを捉えた**
**薬学生病院実務実習ノート 2018 改訂版**　　　　　定価　3,080円（本体2,800円＋税10%）

2022年2月25日 初版発行

公益社団法人 神奈川県病院薬剤師会　編

発行　株式会社 薬事日報社
https://www.yakuji.co.jp
［本社］東京都千代田区神田和泉町1番地
電話03-3862-2141
［支社］大阪市中央区道修町2-1-10
電話06-6203-4191

乱丁，落丁本はお取りかえいたします。
ISBN978-4-8408-1574-1　C3047　￥2800E